Herzensangelegenheiten

Alle Geschichten in diesem Buch wurden in Absprache mit den Interviewten von der Autorin in der Ich-Form geschrieben.

Autorin

Anne Edler-Scherpe ist studierte Medienwirtschaftlerin und arbeitete in den vergangenen Jahren hauptsächlich als Redakteurin für Online, Print und Fernsehen. Sie lebt und arbeitet derzeit als Redakteurin und Projektmanagerin in Berlin.

Projektidee und Koordination

Christiane Edler ist die Leiterin und Gründerin des Kinderhospizes Berliner Herz.

Fotograf

Edgar Höfs lebt und arbeitet als Fotograf in Berlin.

Anne Edler-Scherpe

HERZENS ANGELEGEN HEITEN

Geschichten aus dem Kinderhospiz Berliner Herz

Mabuse-Verlag
Frankfurt am Main

Bibliografische Information
der Deutschen Nationalbibliothek

Die Deutsche Nationalbibliothek verzeichnet diese Publikation in der Deutschen Nationalbibliografie; detaillierte bibliografische Daten sind im Internet über http://dnb.dnb.de abrufbar.

Informationen zu unserem gesamten Programm, unseren AutorInnen und zum Verlag finden Sie unter: www.mabuse-verlag.de.

Wenn Sie unseren Newsletter zu aktuellen Neuerscheinungen und anderen Neuigkeiten abonnieren möchten, schicken Sie einfach eine E-Mail mit dem Vermerk »Newsletter« an: online@mabuse-verlag.de.

Kasseler Straße 1 a
60486 Frankfurt am Main
Tel.: 069-70 79 96-13
Fax: 069-70 41 52
verlag@mabuse-verlag.de
www.mabuse-verlag.de
www.facebook.com/mabuseverlag

Gestaltung, Satz, Umschlag
Juliane Petri, Valencia
Medizinische Texte
Dr. med. Ulrike Petri, Berlin
Lektorat
Janina Lücke M. A., Berlin
Druck
Beltz Bad Langensalza GmbH
ISBN 978-3-86321-346-6

Printed in Germany

INHALT

VORWORT

Es gibt Dinge, die will man sich nicht vorstellen.
Dass das eigene Kind schwer krank wird oder gar vor einem stirbt am allerwenigsten.
Mein Beruf als Schauspieler verlangt von mir mitunter, mich in extreme Situationen und Gefühlslagen zu versetzen. Hier würde ich zögern.
Der Schrecken, der in dieser Vorstellung lauert, ist so groß, dass man sich impulsiv abwendet, weil schon das Hinschauen als eine zu große Annäherung an das Unglück empfunden wird.
Ist das vielleicht Angst, dass nicht die Krankheit, wohl aber das Unglück ansteckend sei?

In diesem in jeder Hinsicht lesenswerten Buch erzählen Menschen, die nicht die Wahl hatten, sich abzuwenden. Sondern sich der Prüfung, ein schwerstkrankes Kind zu haben, stellen mussten. Niemand hat sie gefragt, ob sie sich dem gewachsen fühlen.

Während ich deren Erzählungen las, dachte ich, dass auch nur sie wirklich berechtigt sind, davon zu berichten. Weil es Dinge gibt, die erlebt man oder eben nicht, dazwischen gibt es nichts. Man kann und sollte nicht so tun als sei das anders. Aber Zuhören ist möglich, praktische Hilfe, Anteilnehmen, was ja etwas anderes bedeutet als Identifikation. Sollte der Satz, dass Mut nicht die Abwesenheit von Angst, sondern deren Überwindung sei, eine Berechtigung haben, dann hier.

Manchmal packt einen beim Lesen die Wut: Warum müssen sich die Betroffenen auch noch mit Ausgrenzung und Behördenschwachsinn auseinandersetzen? Mit dem Zerfall der Familie, die der Isolation, in die sie durch die Erkrankung gerät, oft nicht standhält. Es sagt etwas über unsere Gesellschaft aus, dass sie damit meistens allein gelassen werden. Aber eben auch, dass es Menschen gibt, die das nicht tun.

Womit wir bei denen sind, die zwar die Möglichkeit hätten, sich abzuwenden, es aber nicht wollen, bei den Helfern vom Berliner Herz zum Beispiel. Auch einige von ihnen berichten in diesem Buch. Man kann deren Arbeit, von der sie kein großes Aufhebens machen, nur bewundern. Manchmal ahnt man, dass das so selbstverständlich, wie es meist wirkt, nicht sein kann. Wenn etwa von der Schwierigkeit berichtet wird, zu viel zu geben, nicht die nötige Distanz wahren zu können, um das fremde Schicksal nicht mit dem eigenen zu verwechseln.

Nicht viele von uns sind für diese konkrete Art der Hilfe geeignet. Wir anderen sollten uns zumindest nicht abwenden, uns nicht verschließen, und mit unseren Mitteln, sei es mit einer Spende, zeigen, dass wir Anteil nehmen. Das ist schon eine Menge.

In einer Zeit, in der wieder einige meinen, über die Ausgrenzung vermeintlich Schwächerer ihr wackeliges Ego aufpolieren zu können, machen mir die Menschen vom Berliner Herz mit ihrer Zugewandtheit Mut. Die Begegnungen mit Christiane Edler und den Familienhelfern haben mir viel gegeben.
Sie sind, so könnte man es auch sagen, die Guten.

Matthias Brandt, 2017

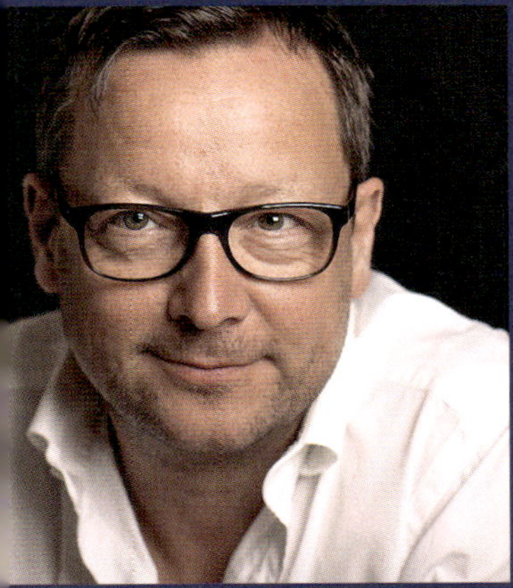

Foto: © Matthias Scheuer

EINFÜHRUNG

Als ich siebzehn war, lernte ich die Sterbeforscherin Elisabeth Kübler-Ross kennen, die mich mit ihrem Wissen über Sterben und Tod sehr beeindruckte. Durch sie erfuhr ich, was ein Hospiz ist. Hospiz bedeutet eigentlich »Herberge«.

Sterben und Tod sind für viele Menschen angstbesetzt. Dies müsste aber eigentlich nicht sein. Sie könnten, wenn sie schwer erkrankt sind, die letzte Phase ihres Lebens in einem Hospiz verbringen. In solch einer Herberge würden sie umsorgt, von Schmerzen befreit und ihre letzten Wünsche würden ihnen erfüllt werden – in einer angstfreien, freudvollen Atmosphäre. Mich faszinierte und beruhigte diese Alternative zum einsamen Tod im Krankenhaus.

Ich wusste früh, dass ich in einem Hospiz arbeiten wollte. Dafür musste ich über Jahrzehnte die Voraussetzungen schaffen – als Mensch reifen, studieren und mich theoretisch mit dem Thema »Sterben, Tod und Trauer« auseinandersetzen.

Als ich neunundvierzig Jahre alt war, bekam ich eine Stelle in einem Kinderhospiz. Ich lernte Familien mit ihren unheilbar kranken Kindern kennen, erlebte ihre Verzweiflung, Hoffnung, Trostlosigkeit, Ratlosigkeit, Angst – das ganze Gefühlschaos, das entsteht, wenn das eigene Kind unheilbar erkrankt ist.

So entstand die Idee – die ich später verwirklichte – einen ambulanten Hospizdienst für Familien aufzubauen mit gut ausgebildeten ehrenamtlichen Familienbegleitern, die die Familien stundenweise nach deren Wünschen und Bedürfnissen unterstützen. Die Familien sind dabei die Experten. Wichtig ist, dass die »Chemie« zwischen den Beteiligten stimmt. Viele Begleiter wurden zu Freunden der Familie und unterstützen diese über Jahre hinweg. Wo sonst gibt es so eine Hilfe – kostenlos, unbürokratisch und flexibel? Ich musste erfahren, dass solch eine Entlastung allein aber nicht ausreicht.

Wenn ein Kind schwer krank ist, dreht sich in der Familie alles nur noch um dieses kranke Kind. Geschwister kommen zu kurz, das Elternpaar hat keine Zeit mehr für sich, finanzielle Probleme entstehen, da ein Elternteil, meist die Mutter, nicht mehr arbeiten kann. Die Sorgen und Belastungen wachsen. Freunde ziehen sich zurück. Die Hilflosigkeit nimmt zu.

Ich suchte nach Lösungen und vermittelte den Familien Musik- und Kunsttherapeuten, die Hausbesuche machen sowie Tiertherapie in Kooperation mit einem Bauernhof. Ich überlegte, was diese Familien brauchen könnten, um einigermaßen stabil zu bleiben. Die Idee einer Wohlfühloase entstand. Es sollte ein Ort sein, an dem Familien nicht nur stundenweise unterstützt werden, sondern über Tage, Wochen oder Monate hinweg. In einem Haus, in dem medizinisch, therapeutisch, pflegerisch, psychosozial und ehrenamtlich betreut wird. Ein freudvoller familiärer Ort, an dem gefeiert, gelacht, gebastelt, gesungen, aber auch geweint und getröstet wird.

Dieses Konzept stellte ich dem Humanistischen Verband Deutschland und betroffenen Familien vor. Alle waren begeistert. Es dauerte aber viele Jahre, um die Idee umzusetzen. Die Familien waren daran immer beteiligt.

Wir fanden einen Platz mitten im Herzen Berlins, wo das Hospiz später entstand. Die Finanzierung musste geregelt werden, Spenden akquiriert und mit den Krankenkassen verhandelt werden. Engagierte Architekten planten mit uns in langen Diskussionen bis ins Detail den Bau: die Fassade, die Ausstattung, die Farben, die Außenanlagen – alles was dazu gehört. So entstand ein farbenfrohes, gemütliches Haus.

Unser Buch dokumentiert, wie enorm belastete Familien mit unheilbar kranken Kindern ihr Schicksal annehmen, die Krisen bewältigen und die Hoffnung trotzdem nicht aufgeben. In unserer Gesellschaft werden diese Familien ausgegrenzt. Es sind Menschen, die mich sehr beeindruckt haben. Sie sollen sichtbar werden.

Christiane Edler, 2017

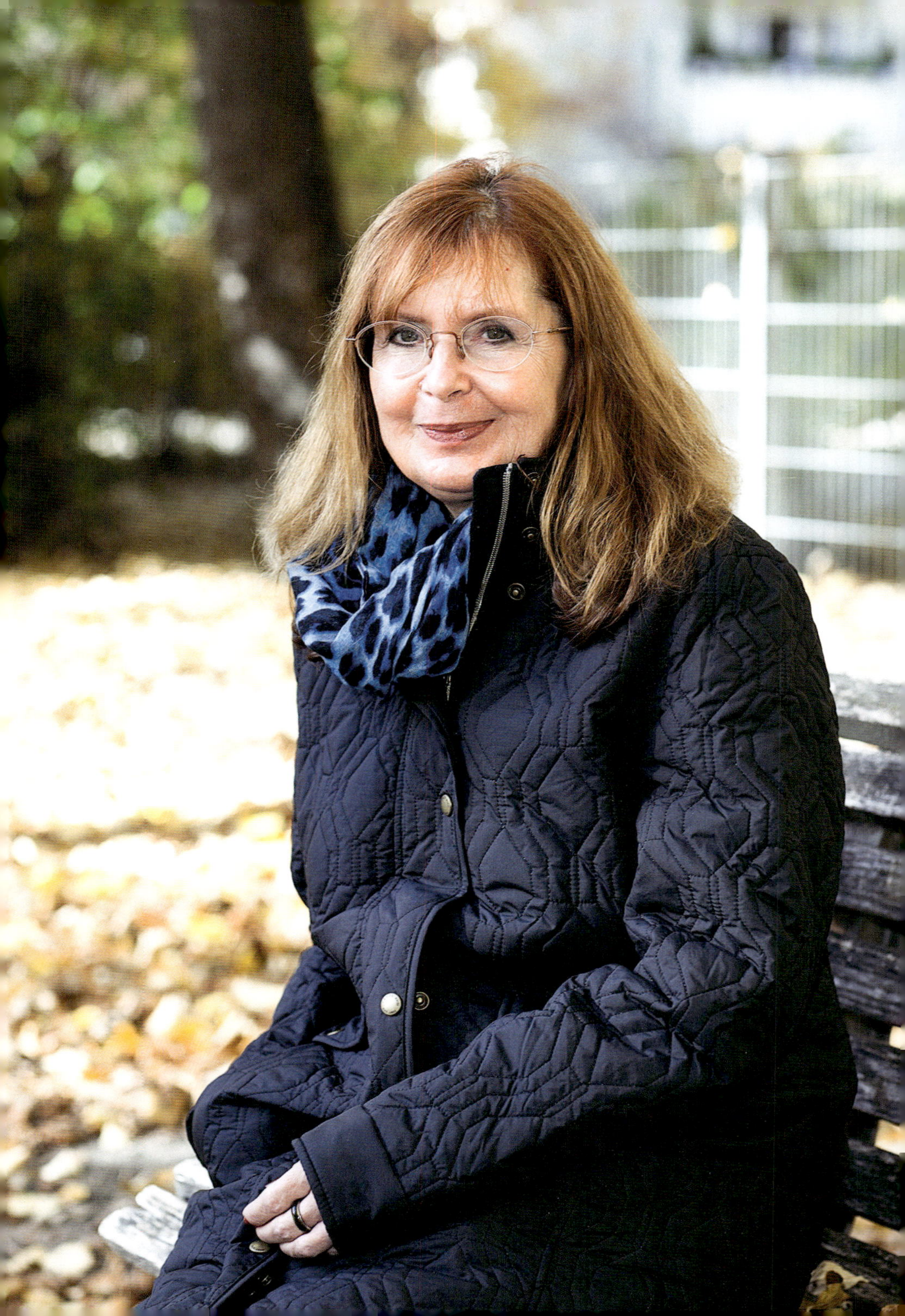

EINLEITUNG

Den Traum – eines Tages ein Kinderhospiz zu eröffnen – hatte meine Mutter, Christiane Edler, bereits als ich noch klein war. Es war beeindruckend, die ambulante und anschließend stationäre Entwicklung des Berliner Herz zu beobachten. Ich entwickelte immer mehr Interesse für das Thema Hospiz und unterstützte das Berliner Herz ehrenamtlich in der Öffentlichkeitsarbeit. Als die Idee für ein Buch über Familien mit schwerkrankem Kind entstand, war ich sofort begeistert. In langen Gesprächen gewährten mir die Interviewten einen tiefen Einblick in ihr Leben. Obwohl die Einzelschicksale sich in verschiedenen Punkten ähneln – zum Beispiel der Sorge um das kranke Kind – traf ich auf ganz unterschiedliche Persönlichkeiten und Herangehensweisen. Was mich an allen Familien gleichermaßen beeindruckt hat, war die unglaubliche Stärke, mit der sie ihr Schicksal meistern. Es war spannend, ihre Erfahrungen zu hören, und hat mich betroffen, aber auch hoffnungsvoll gestimmt. Die Situation der Familien aus verschiedenen Perspektiven zu beleuchten, hat die Idee, in die Geschichten der betroffenen Menschen einzutauchen, abgerundet.

Auch der Fotograf Edgar Höfs begleitet das Berliner Herz seit seinen Anfängen. Für dieses Buch hat er viel Zeit mit den Familien verbracht, wodurch ihm besonders authentische und persönliche Fotos gelungen sind.

Ich bin froh, dass ich die Möglichkeit hatte, dieses Buch zu schreiben, und dankbar, dass mir die Familien so viel Vertrauen entgegengebracht haben. Es hat mich sehr glücklich gemacht, an einem so besonderen Projekt zusammen mit meiner Mutter zu arbeiten. Wir hatten viel Spaß dabei, uns auszutauschen, Pläne zu schmieden und gemeinsam etwas entstehen zu lassen. Ich danke meiner Mutter, denn ohne sie wäre dieses Buch nicht entstanden.

Außerdem möchten wir all denen danken, die geholfen haben, dieses Buch zu schreiben. Dem Winterhotel, der Stiftung Oskar-Helene-Heim und dem Gebäudeservice Mario Wodara danken wir für ihre finanzielle Unterstützung. Gleichfalls danken wir dem Humanistischen Verband Deutschlands, Landesverband Berlin-Brandenburg e.V., Träger des Berliner Herz, für seine Ermutigung und Unterstützung, dieses Buch zu realisieren. Wir danken unserer Grafikerin Juliane Petri für das gelungene Layout und ihr besonderes Engagement. Frau Dr. Ulrike Petri, für ihre medizinischen Beiträge. Christian Scherpe danken wir für das Lesen der Texte und die guten Ratschläge. Wir danken dem Mabuse Verlag, dass er an unser Buchprojekt geglaubt hat und dieses verlegt. Dankeschön an alle Interviewpartner, die sich die Zeit genommen haben, uns ihre Geschichten und ihre Erfahrungen zur Verfügung zu stellen. Vor allem aber danken wir den Familien. Ihnen möchten wir dieses Buch widmen.

Anne Edler-Scherpe, 2017

Fabienne

Mutter von Shanice

Shanice kam mit einem
Herzfehler auf die Welt.
Im Jahr 2011 wurde ihr ein
neues Herz transplantiert.

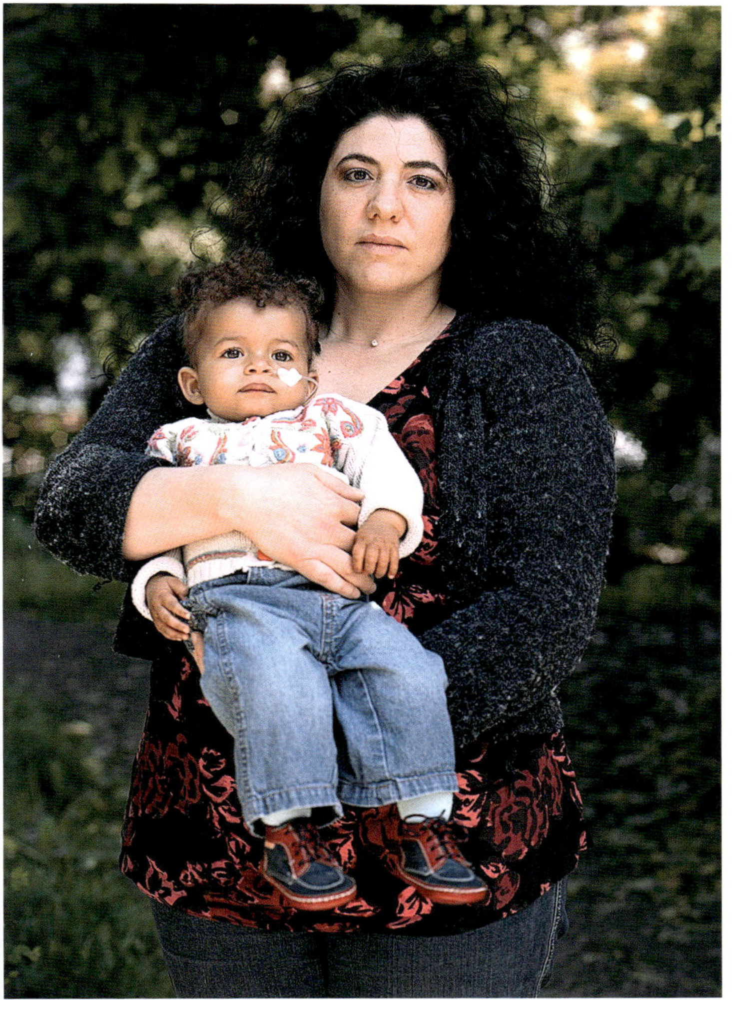

Geht nicht, gibt's nicht.

Alles, was in meiner Lebensgeschichte passiert ist, hat mich gestärkt. Ich lasse mir nicht mehr alles gefallen, sage nicht mehr zu allem Ja und Amen. Mir soll mal einer sagen, etwas geht nicht. Geht nicht, gibt's nicht – das ist mein Spruch. Am Ende haben meine Kleine und ich es allen gezeigt. Wir können alles meistern. Das gebe ich Shanice auch mit auf ihren Lebensweg.

Ich hatte lange den Wunsch, Mutter zu werden. Mit sechsunddreißig bin ich überraschend schwanger geworden. Ich war sehr glücklich und freute mich unglaublich auf mein Kind. Für die Feindiagnostik ging ich in der siebzehnten Woche zu einem Experten. Er plauderte locker über das, was er auf den Ultraschallbildern sah. Hände, Füße, das sehe alles normal aus. Als er das Herz untersuchte, wurde er still und wirkte sehr konzentriert. Da liefen bei mir direkt die Tränen. Ich wusste, hier stimmt was nicht. Der Arzt sagte mir, dass meine Kleine einen schwerwiegenden Herzfehler habe, mit diesem Herzen würde sie vermutlich keine fünf Jahre alt werden. Ich war von dieser Diagnose völlig geschockt und habe zu Hause das ganze Wochenende geweint. Das musste auch sein. Danach habe ich mir die Nase geputzt, meine Ärmel hochgekrempelt und bin zu weiteren Untersuchungen gegangen.

Man konnte mir nicht sagen, wie lange mein Baby mit diesem Herz durchhalten würde, es könne schon morgen im Mutterleib sterben. Komplett aus dem Leben gerissen, musste ich von jetzt auf gleich ins Krankenhaus und bis zum Ende der Schwangerschaft dort bleiben. Ob ich mit oder ohne Kind wieder nach Hause kommen würde, war offen. Von da an lebte ich von einem Tag auf den anderen, ohne Gedanken an das, was morgen sein könnte. Besuch kam nur sehr selten. Meine beste Freundin oder meine Familie waren kaum da. Das war sehr enttäuschend.

Niemals hat ein Arzt meine Tränen gesehen.

Ein einziger Arzt hat mir in dieser Zeit Mut gemacht hat. »Die Kleine schafft das«, hat er gesagt, »das habe ich im Gefühl, sie will leben«. Andere Ärzte meinten, es wäre legitim, die Schwangerschaft abzubrechen. Das wurde mir einige Male nahegelegt. Irgendwann konnte ich das nicht mehr hören. Ich bin ausgerastet und habe geschrien, dass ich es verstanden hätte. Es reichte mir. Meine Entscheidung hatte ich für mein Kind gefällt, für mich kam absolut keine andere Option in Frage. Falls doch etwas schiefgehen sollte, hätte ich wenigstens alles versucht. Ich bin eine starke Persönlichkeit. Ich wusste, dass ich schaffen würde, damit umzugehen. Niemals hat ein Arzt meine Tränen gesehen. Alle sollten immer wissen, dass ich Herrin meiner Lage bin und man Klartext mit mir reden kann. Wenn die Ärzte eine weinende Mutter sehen, reden sie nicht mehr richtig mit ihr.

Endlich war der Tag der Geburt gekommen. Leider lief vieles nicht so, wie ich es mir immer ausgemalt hatte. Nach der Entbindung sah ich meine Kleine nur für vier Sekunden und gab ihr noch schnell einen Kuss auf die Stirn, dann wurde sie direkt auf die Intensivstation gebracht. Trotz dieses kurzen Moments hat mich die Liebe überwältigt. Da war sie nun, die Kleine, die ich mit all den Komplikationen so lange in meinem Bauch getragen hatte. Die nächsten drei Wochen verbrachte sie im Wärmebettchen. Ich durfte mein Baby ab und zu zum Kuscheln und Füttern auf den Arm nehmen. Stillen konnte ich sie nicht, dafür wäre sie zu schwach gewesen. Ich wich keine Sekunde von ihrer Seite. Den Ärzten machte ich direkt klar, dass ich auch nachts nirgendwohin gehen würde – und wenn ich auf dem Boden schlafen müsste. So wurde ich in einem Aufenthaltsraum untergebracht und übernahm alle Versorgungsrunden, auch die nachts um vier Uhr.

Nach vier Wochen Intensivstation wurde ich in die Medikamentengabe eingearbeitet und konnte mit meiner Tochter nach Hause fahren. Davor hatte ich großen Respekt. Schließlich durfte ich mir mit den Medikamenten keinen Fehler erlauben. Jede Nacht klingelte der Wecker alle zwei bis vier Stunden. Es war der Horror, nach vier Monaten war ich mit meiner Kraft am Ende und sah vor Erschöpfung aus wie ein Zombie.

Als das erste halbe Jahr vorbei war, kam ich nicht mehr darum herum, mit den Ärzten über ein Spenderherz zu reden. Von da an war ich rund um die Uhr in Bereitschaft, ein gesundes Spenderherz anzunehmen. Ich besaß zwei Handys gleichzeitig, niemals durften beide Akkus leer sein, das wäre eine Katastrophe gewesen. Ich musste immer erreichbar sein. Shanice entwickelte sich währenddessen erstaunlich gut.

Ich weiß noch genau, wann der Anruf kam. Es war abends um acht Uhr, meine Kleine hüpfte und tanzte glücklich wie ein Flummi vor mir auf und ab. »Deutsches Herzzentrum Berlin, wir haben ein Organ«, sagte die Stimme am Telefon. Jetzt? Meine Kleine ist doch gerade so fit! Natürlich jetzt, das ist der perfekte Zeitpunkt!

Tok, tok, tok ... Der Sekundenzeiger im Krankenhaus kam mir so laut vor wie ein Hammerschlag. Als Shanice operiert wurde, blieb die Welt für mich stehen. Um mich herum zog das normale Leben an mir vorbei. Hektisch und laut, tausend Menschen rannten an mir vorbei. In meiner eigenen Trichterwelt sah und hörte ich nur die Uhr. Das Gefühl, das man hat, während man darauf wartet, ob das eigene Kind für immer einschläft oder wieder aufwacht, lässt sich nicht beschreiben. Die Warterei, die Sorgen und die Gedanken sind furchtbar.

Um elf Uhr morgens kam die erlösende Nachricht: Die Transplantation war gut verlaufen und Shanice im Aufwachraum. Als ich meine gerade mal zweijährige Tochter dort liegen sah, war das kein schöner Anblick. Was sie nicht schon alles durchgemacht hatte, meine Maus. Danach begann ein neues, sorgenfreieres Leben für uns. Shanice hat sich unglaublich schnell erholt und konnte endlich das Temperament rauslassen, das schon immer in ihr gesteckt hat.

Das Herz war wohl tausend Kilometer unterwegs. Ich weiß nicht, woher genau es kam. Ich will es auch gar nicht wissen, das kann ich einfach nicht. Immer an Shanices Geburtstag und zu Weihnachten zünde ich eine Kerze für das andere Kind an. Ich habe auch schon ein Geschenk für die Familie besorgt – einen kleinen Engel, der ein Herz in der Hand hält. Ich versuche schon lange, ihr zu schreiben und die richtigen Worte zu finden, ihnen zu sagen, was es für uns bedeutet. Bis jetzt habe ich sie nicht gefunden, die richtigen Worte. Doch das Bedürfnis, ihnen zu schreiben, wird immer stärker, weil dieses fünfte Lebensjahr für uns so besonders ist.

Ich mache mir die Welt, wie sie mir gefällt.

Nach dem jetzigen Stand der Medizin muss Shanices Herz in zehn bis zwanzig Jahren wieder ausgetauscht werden. Darüber mache ich mir jetzt aber noch keine Gedanken. Ich mache mir die Welt, wie sie mir gefällt – danach lebe ich. Wenn das eigene Kind schwer krank ist, kann man entweder daran zerbrechen oder man kann die Situation bewältigen. Ich denke, man sollte sein Schicksal annehmen und nicht damit hadern.

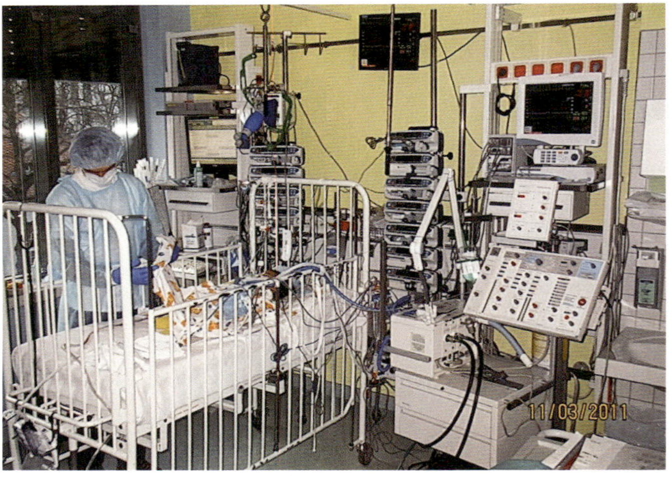
11/03/2011

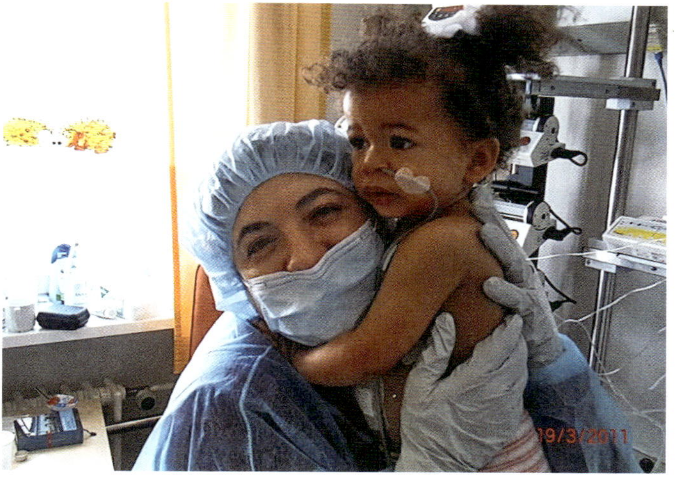

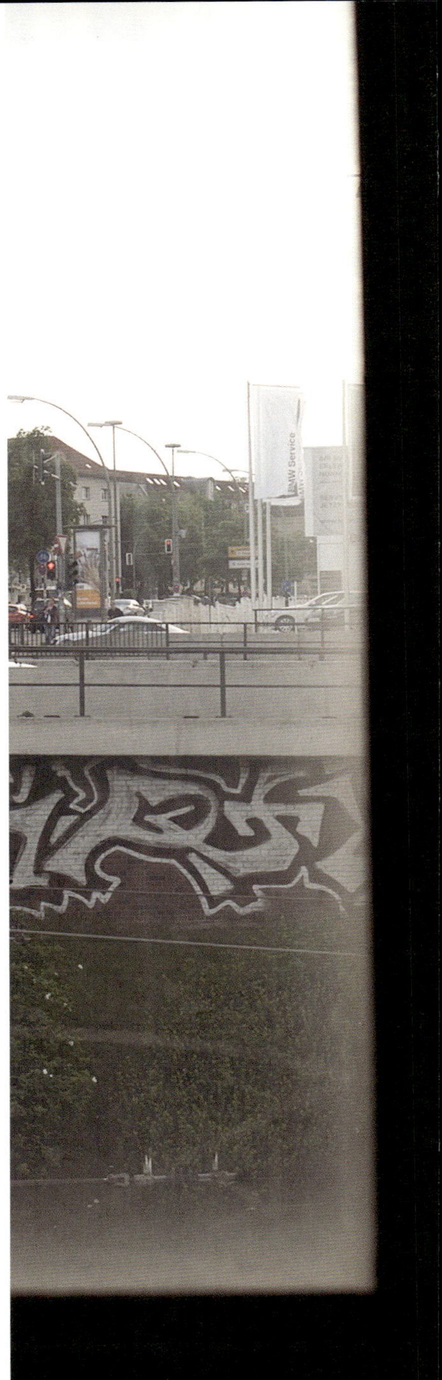
BMW Service

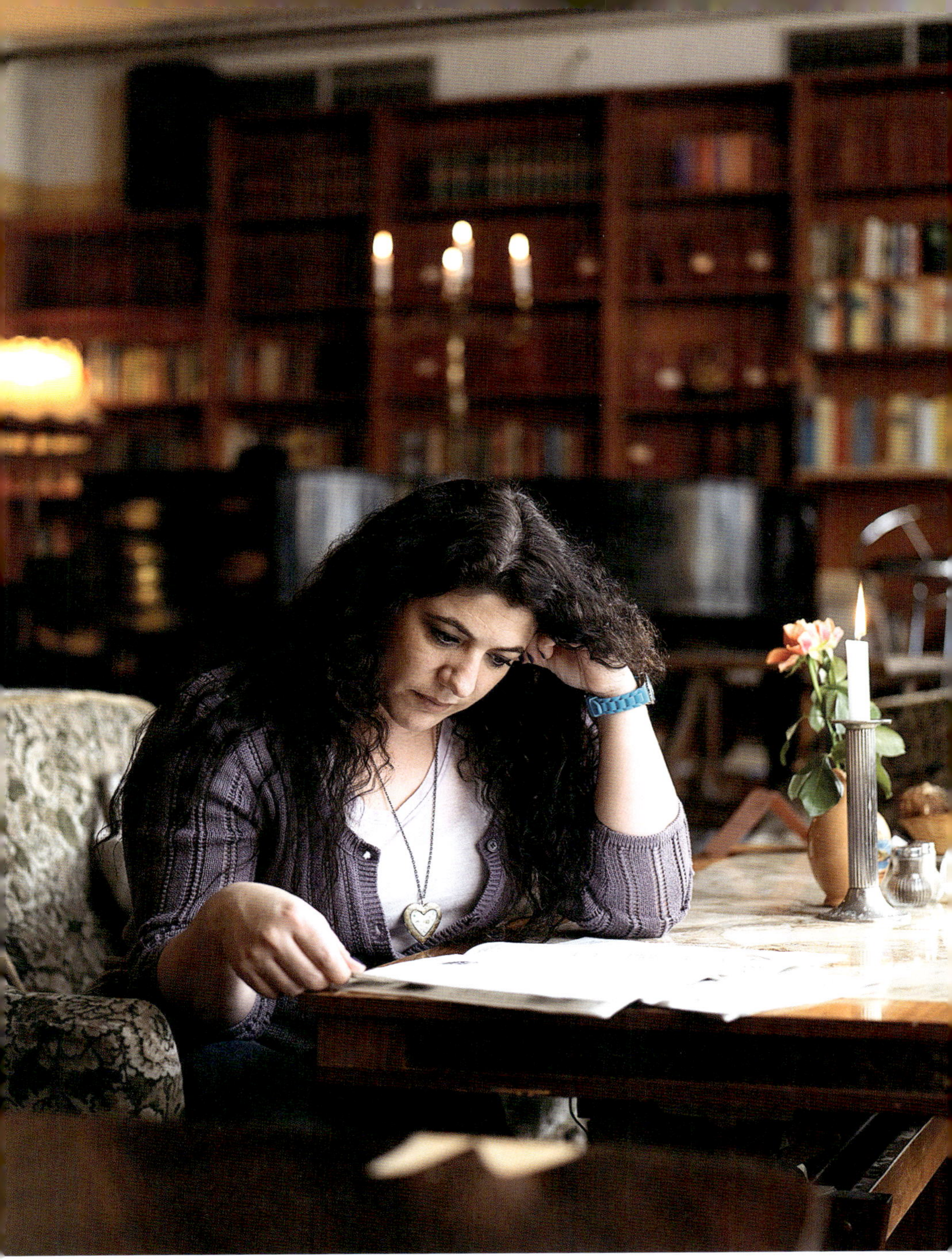

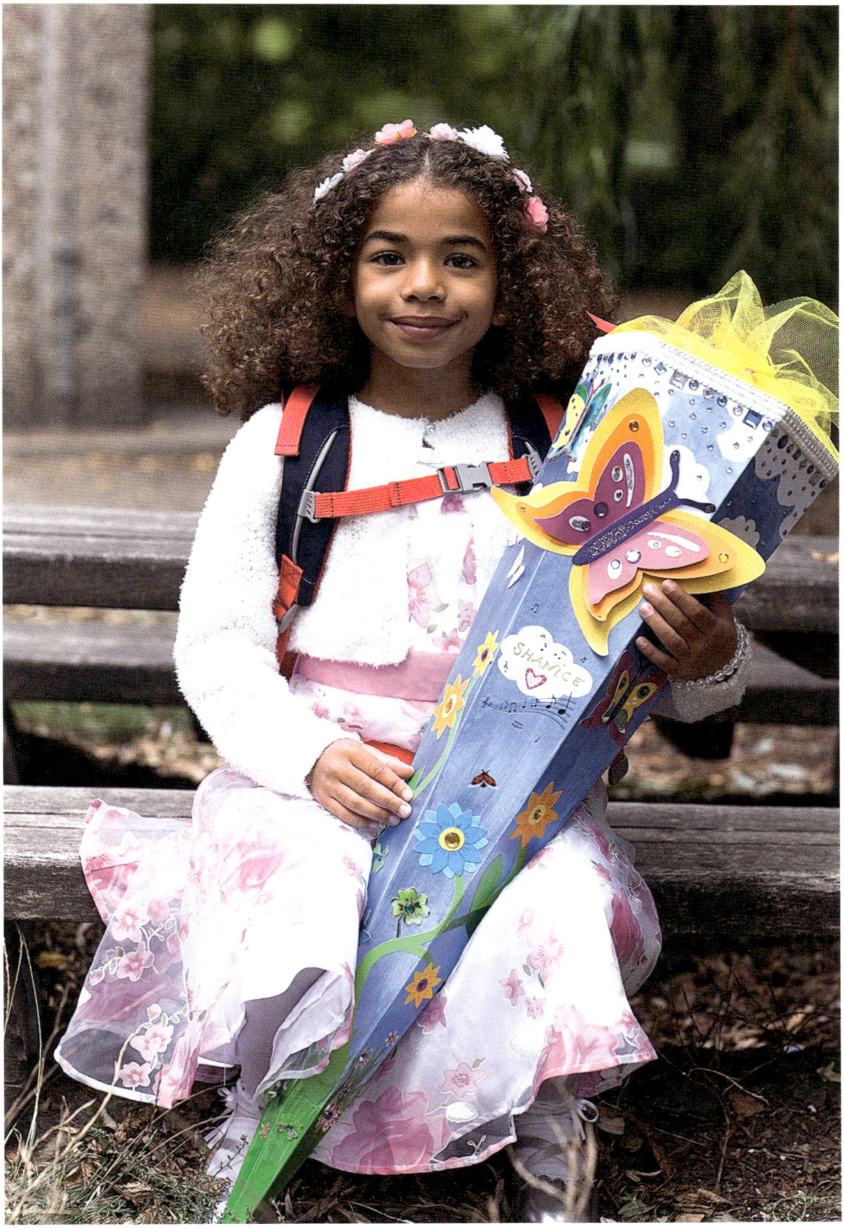
SHANICE

Jenny

Mutter von Dennis und Danil

Danil wurde mit nur einer Niere und fünf Wochen zu früh geboren. Dadurch ist er heute stark retardiert.

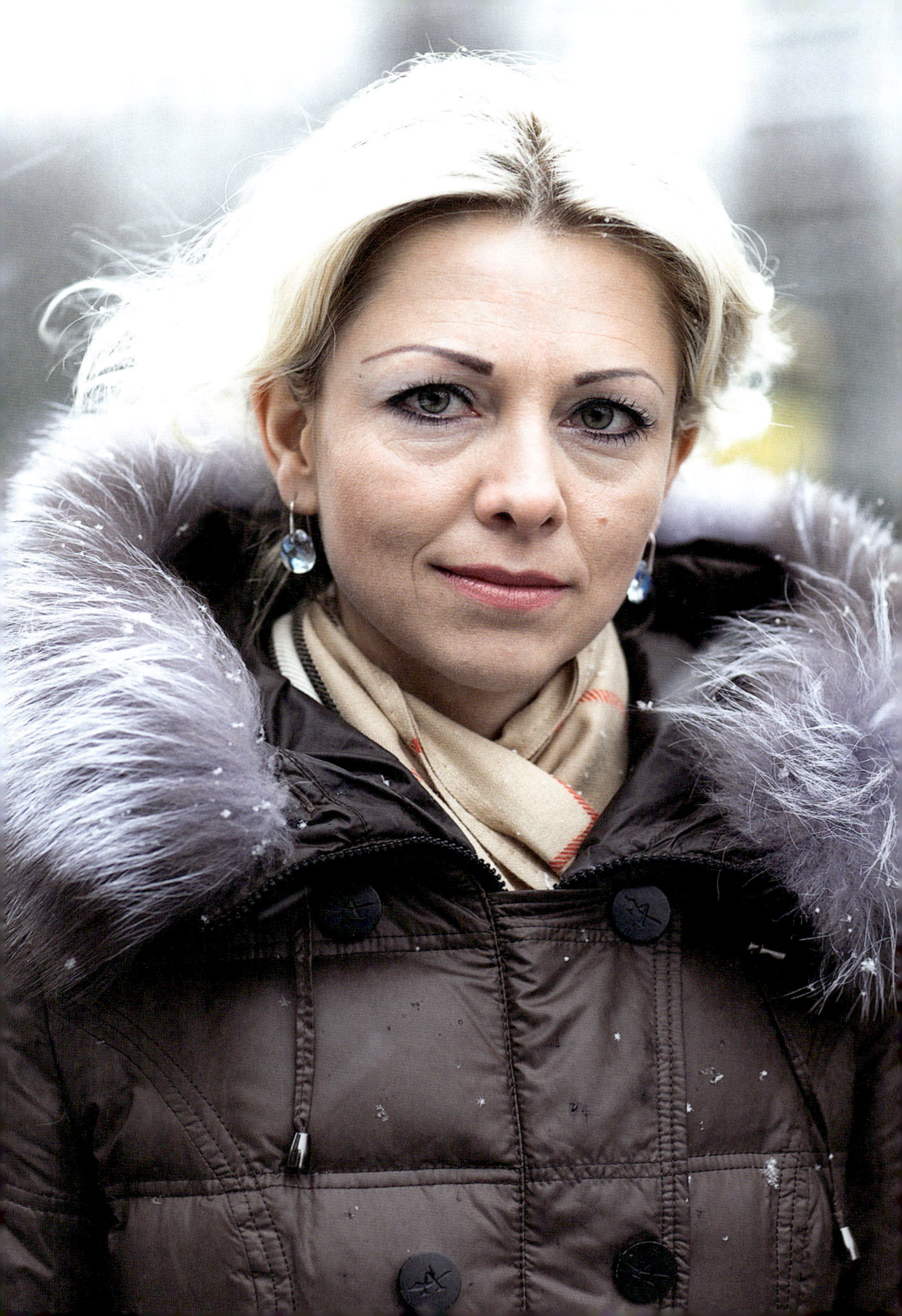

Wenn ich damals gewusst hätte, dass es meinem Kind später so schlecht geht, hätte ich mich anders entschieden.

An dem Tag, als ich von meiner Schwangerschaft erfuhr, bekam ich hohes Fieber. Später kamen noch eine Nasennebenhöhlenentzündung, eine Angina und eine Bronchitis hinzu. Insgesamt war ich sechs Wochen lang krank und habe zehn Kilo abgenommen. Heute bin ich überzeugt davon, dass das der Grund für Danils schlechte Entwicklung ist. Es war ja genau die Zeit, in der alle wichtigen Organe, wie auch die Niere, angelegt werden.

Nach der ersten Diagnostik legten mir die Ärzte nahe, mein Baby abzutreiben. Sie meinten, es würde tot zur Welt kommen oder kurz nach der Geburt sterben. Aber ich spürte Danil bereits, er bewegte sich viel in meinem Bauch. Ich konnte ihn nicht umbringen. Falls er sterben sollte, wäre es wenigstens nicht meine Entscheidung gewesen. Außerdem hoffte ich, dass alles halb so schlimm ist. Wenn ich damals allerdings gewusst hätte, dass es meinem Kind später so schlecht geht, dann hätte ich mich anders entschieden.

Seine kleinen Hände waren so dick wie die eines Froschs.

Danil kam fünf Wochen früher als geplant und mit nur einer Niere zur Welt. Für ein paar Sekunden schrie er wie jedes andere Baby, das zum ersten Mal das Licht der Welt erblickt. Dann war er still, weil er keine Luft mehr bekam. Zwei Tage wurde er künstlich beatmet. Sein ganzer Körper war durch die fehlende Niere mit Wasser aufgequollen, seine kleinen Hände waren so dick wie die eines Froschs. Als das Wasser aus seinem Körper entwich, ähnelte seine labbrige Haut der Haut eines alten Menschen. Er sah so schrecklich aus. Was habe ich da bloß geboren, dachte ich mir. Er hatte keine Stimme. Ich sah ihn schreien, aber hörte keinen Ton. Es war ein schrecklicher Anblick. Mein Kleiner musste einen Monat im Krankenhaus bleiben, dann war er stabil und ich konnte mit ihm nach Hause fahren.

Immer wieder habe ich versucht, Danil die Brust zu geben, aber er hat nur aus der Flasche getrunken – und das auch nur sehr mühsam und in minimalen Mengen. Ich stellte mir alle drei Stunden den Wecker, um ihm das Fläschchen zu geben. Durch den Stress produzierte mein Körper weniger Milch. Nach dem Füttern schlief Danil, was ich am liebsten auch getan hätte, aber ich musste die nächste Portion Milch abpumpen. Irgendwann spürte ich schon eine innere Abwehr, wenn ich die Pumpe und sein Fläschchen nur von Weitem sah.

Ein halbes Jahr nach seiner Geburt hat Danil plötzlich gar nicht mehr getrunken. Die wenige Milch, die er zu sich nahm, erbrach er anschließend wieder. Er nahm stark ab und bestand nur noch aus Haut und Knochen. Die Ärzte konnten mir nicht helfen. Ich war verzweifelt und fühlte mich alleingelassen. Oft stand ich in dieser Zeit vor der Tram und dachte, jetzt ein Schritt, dann habe ich keine Probleme mehr.

Erst drei Monate später wurde ich an ein Krankenhaus verwiesen, das auf Nierenkrankheiten spezialisiert ist. Dort wurde Danil endlich richtig behandelt. Durch die fehlende Niere litt er unter zu hohem Blutdruck. Eigentlich hätte er von Anfang an Tabletten dagegen bekommen müssen, sagte man uns. Wir hatten uns also die ganze Zeit umsonst gequält. Ich war wütend, traurig und enttäuscht von den Ärzten. Es wäre vielleicht heute alles halb so schlimm, wenn wir rechtzeitig von Spezialisten behandelt worden wären. Durch die monatelange Unterernährung ist Danil heute immer noch so klein wie ein drei Monate altes Baby. Seine gesamte linke Körperhälfte ist stark unterentwickelt.

Die Frau meines kleinen Bruders war gleichzeitig mit mir schwanger, mein Neffe kam eine Woche vor Danil zur Welt. Mit meiner Schwägerin konnte ich mich aussprechen, sie hat mir sehr durch die schwierigen Zeiten geholfen. Es war allerdings sehr belastend zu sehen, wie ihr Kind sich entwickelt hat und meines nicht. Mein Neffe läuft, er spricht, er isst alles. Am Anfang habe ich immer gehofft, dass Danil sich auch noch so entwickeln wird. Erst jetzt verstehe ich, dass das nie passieren wird.

Was mir in all der Zeit am meisten Kraft gegeben hat, ist Dennis. Er braucht mich, für ihn muss ich stark sein. Seit ich mit Danil schwanger war, habe ich ihn sehr vernachlässigt, ich hatte einfach keine Zeit mehr für ihn. Wenn er abends zu mir kam und meine Aufmerksamkeit suchte, musste ich ihm sagen, dass er sich allein beschäftigen und um zwanzig Uhr selbstständig das Licht ausmachen soll. Ich musste ihn allein zur Schule laufen und selbst kochen lassen. Weil ich so unter Stress stand, habe ich ihn auch oft angeschrien, wenn er getrödelt hat. Irgendwann hat sich das alles in seinem Verhalten in der Schule bemerkbar gemacht. Jeden Tag bekam ich eine Nachricht von seiner Lehrerin.

Um mehr Zeit mit Dennis verbringen zu können, verreiste ich mit ihm eine Woche. Danil gab ich dafür zur Kurzzeitpflege ins Hospiz. Endlich hatte ich wieder Zeit für meinen Großen. Wir unternahmen tagsüber viel, gingen abends schön essen und nachts schliefen wir in einem Bett. Das durfte er seit Danils Geburt nicht mehr. Ich fragte ihn, ob er sich vorstellen könnte, Danil für längere Zeit in das Hospiz zu geben. »Nein, auf keinen Fall«, lautete die deutliche Rückmeldung. Obwohl er so zurückstecken muss, liebt Dennis seinen Bruder über alles. Als wir über seinen Wunschzettel für Weihnachten sprachen, sagte er: »Mama, weißt Du was ich mir am meisten wünsche? Dass Danil gesund wird.« Neulich hat er geträumt, dass ein Räuber kam und Danil mitgenommen hat. Er ist noch so klein; oft wundere ich mich darüber, welche Gedanken er sich schon macht. Ich erkläre ihm, dass es passieren kann, dass Danil von uns geht und wir uns darauf vorbereiten müssen. Hoffnung kann ich ihm keine machen – ich habe selbst keine mehr.

Zu wissen, dass ich jetzt nicht mehr allein bin mit der Verantwortung und Pflege, beruhigt mich.

Als ich ein Jahr nach Danils Geburt wieder anfing zu arbeiten, kam ich erneut an meine Grenzen. Danil kann so toll lachen, aber auch ganz furchtbar weinen und schreien. In einigen Nächten schrie ich zurück, weil ich es nicht mehr aushielt. Ich wusste, es bringt nichts, aber ich war so überfordert, dass ich es tat. Er wurde dann nur noch lauter. Ich dachte daran, ihm ein Kissen auf sein Gesicht zu drücken. Anschließend war ich erschrocken über mich selbst und hasste mich für diesen Gedanken – erst recht, wenn er mich einen Tag später wieder angestrahlt und angehimmelt hat. Ich war chronisch überfordert und hatte für Dennis kaum noch Zeit. Mit einem überaus schlechten Gewissen meldete ich Danil im Hospiz an. Ich fühlte mich als schlechte Mutter und konnte nicht mehr aufhören zu weinen, als ich ihn abgab. Doch zu wissen, dass ich jetzt nicht mehr allein bin mit der Verantwortung und Pflege, beruhigt mich.

Laut den Prognosen der Ärzte wird Danils Niere nach etwa fünf Jahren versagen. Dann kommt er auf die Warteliste für eine Transplantation. Dafür muss er mindestens zehn Kilo wiegen. Sollte er das Gewicht nicht erreichen, wird er an Geräte angeschlossen, die sein Blut künstlich reinigen. Das möchte ich niemals mit ansehen müssen. Ich glaube nicht, dass er das überleben würde. Einerseits habe ich unsagbare Angst, dass Danil stirbt, und andererseits wünsche ich mir manchmal für ihn selbst und auch für Dennis, dass er schnell erlöst wird.

Seitdem ich wieder mehr Zeit für Dennis habe, merke ich, wie viel von ihm zurückkommt. Als wir neulich einen Film angeschaut haben, hat er mich zugedeckt und mich gefragt, ob er mir Obst schneiden soll. Früher habe ich das immer für ihn gemacht. Ich bin in letzter Zeit oft überrascht darüber, dass er trotz der großen Belastungen ein so guter und lieber Junge geworden ist.

Ich fühle mich wie ein Luftballon, den jemand zerstochen hat.

Ich habe mich durch das alles sehr verändert. Früher war ich immer sehr fröhlich, heute fällt mir das Lachen oft schwer. Es kommt nicht mehr von Herzen. Die ständigen Sorgen rauben mir die Energie. Ich fühle mich wie ein Luftballon, den jemand zerstochen hat.

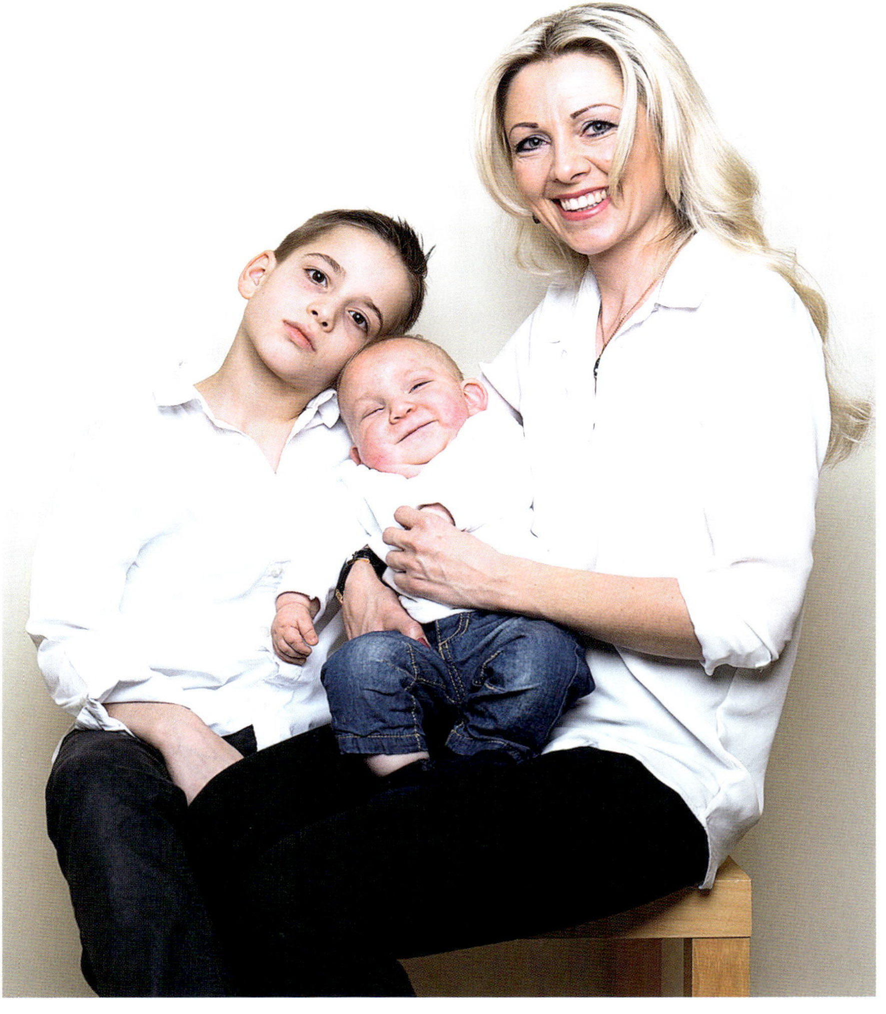

Natalie

Mutter von den Drillingen Aurel, Cyrus, und Sherilyn und von Linus

Aurel leidet durch eine Frühgeburt in der fünfundzwanzigsten Woche an einer Hemiparese und Cyrus hat eine partielle Stimmlippenlähmung. Sherilyn ist ein Jahr nach der Geburt an Herzversagen infolge einer Lungenentzündung verstorben.

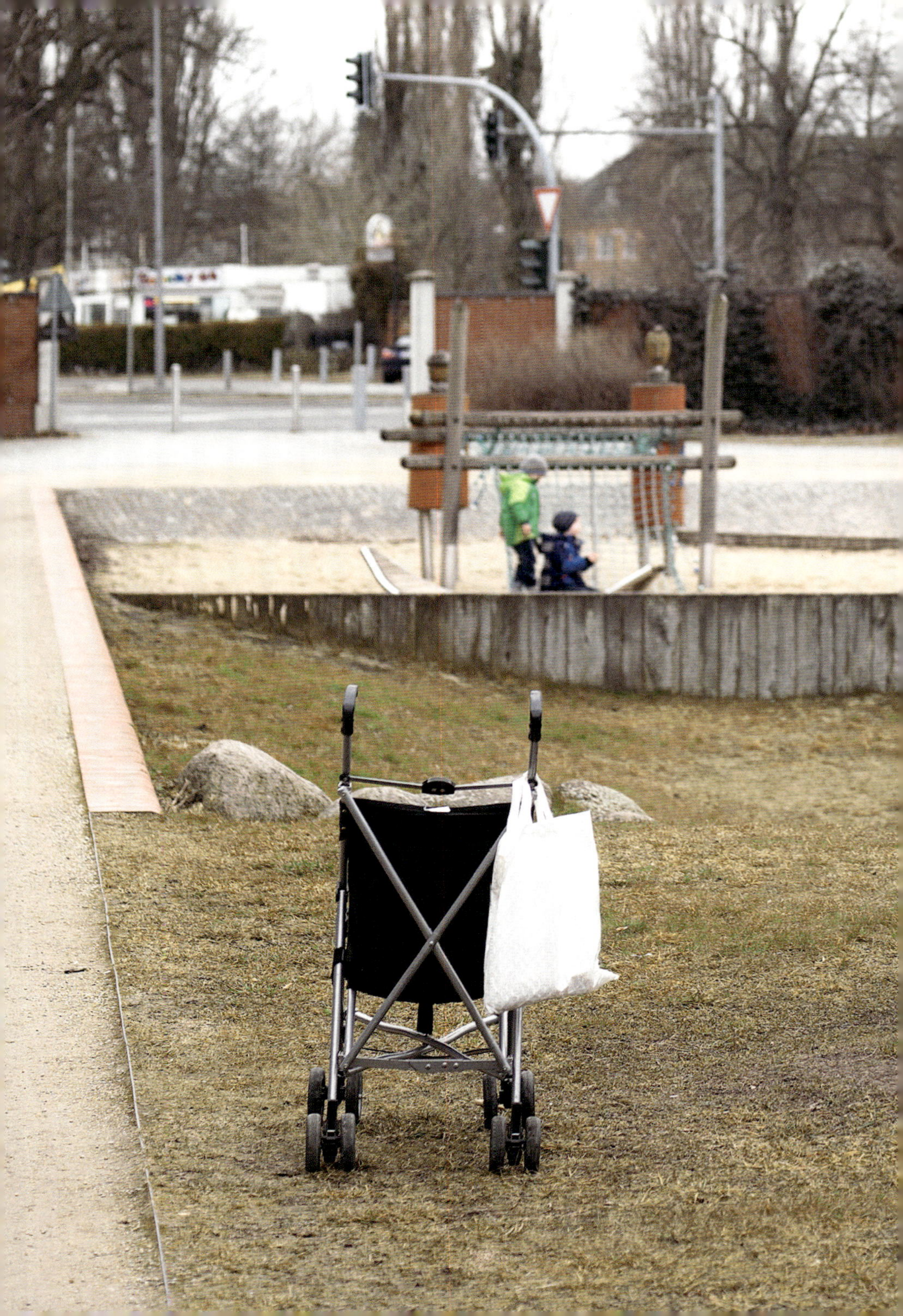

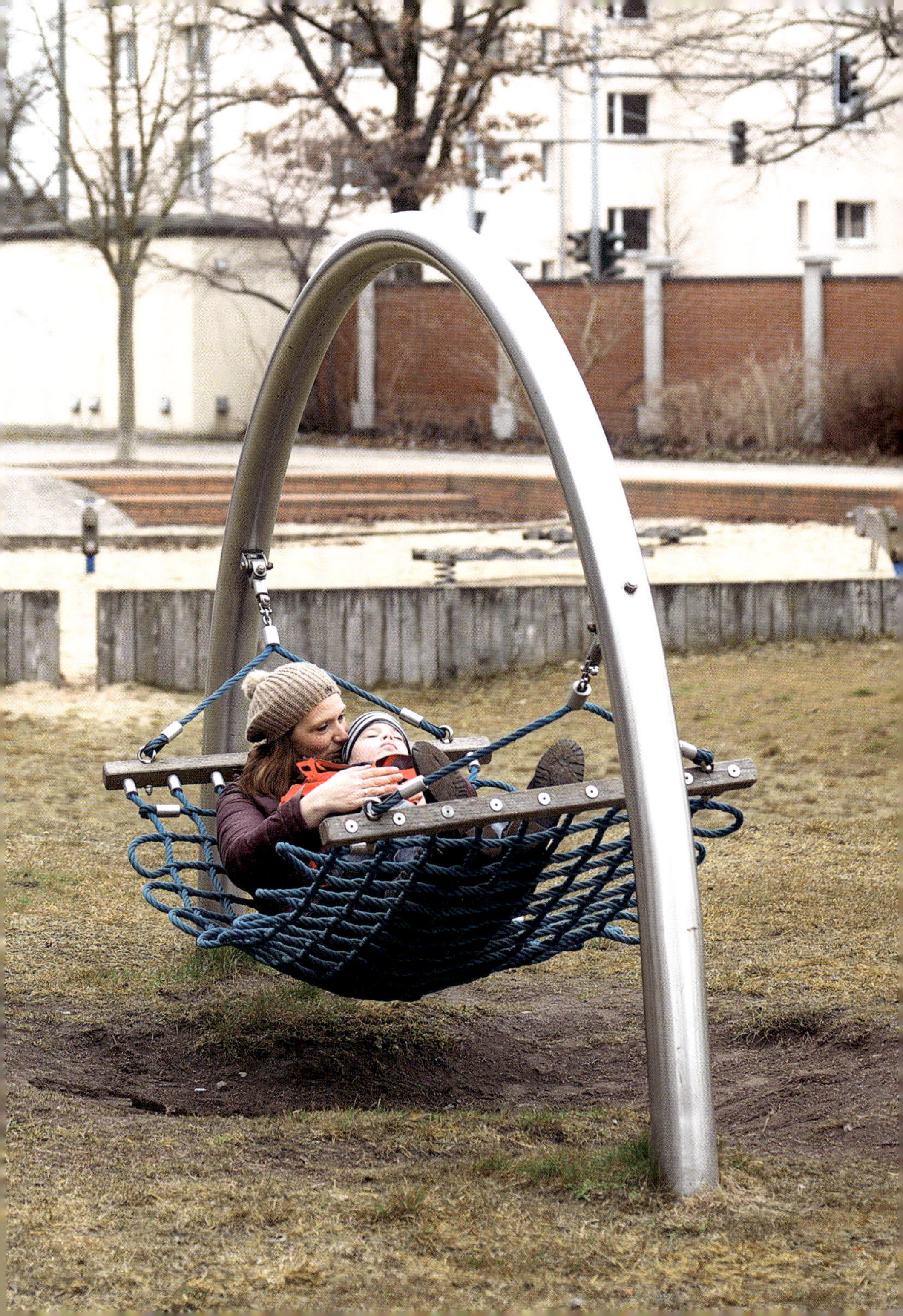

Meine Kinder mussten vom ersten Tag an um ihr Leben kämpfen.

Mein Mann und ich haben sehr lange erfolglos probiert, ein Kind zu bekommen. Mithilfe von künstlicher Befruchtung klappte es dann direkt beim ersten Versuch. Drei Eizellen hatten sich befruchten lassen. Der Arzt setzte alle in meinen Körper ein. Es sei mehr als unwahrscheinlich, dass aus jeder Eizelle ein Kind entstehen würde. Als ich erfuhr, dass ich mit Drillingen schwanger war, rief ich sofort meinen Mann an. Nachdem ich ihm die Nachricht übermittelt hatte, war es erst einmal ganz still am Telefon. »Schatz, bist Du noch da?«, fragte ich.

Wir hatten großen Respekt vor Drillingen und ließen alle möglichen Untersuchungen durchführen, um sicherzugehen, dass alles in Ordnung ist. Drei behinderte Kinder auf einmal zu pflegen, stellten wir uns extrem schwierig vor. Es gab jedoch keinen Grund zur Sorge: Alles sah gut aus. Es war eine Traumschwangerschaft. Als ich in der fünfundzwanzigsten Woche war, hatte ich schon einen sehr dicken Bauch. Vom Kopf her fühlte ich mich aber noch nicht wirklich schwanger. Die Kinder hatten noch nicht richtig angefangen zu treten, ich spürte sie kaum. Eines Tages ging es mir nicht gut und die Wehen setzten ein. Auf dem Weg zum Krankenhaus dachte ich, ich würde die Kinder auf dem Autorücksitz bekommen. Per Notkaiserschnitt kamen meine zwei Jungs mit siebenhundert Gramm und mein Mädchen mit sechshundertsiebzehn Gramm auf die Welt. Selbst das Krankenhaus war mit der Situation überfordert, drei so winzige Frühchen auf einmal versorgen zu müssen. Alle drei bekamen direkt eine Magensonde. Meine Kinder waren stark unterentwickelt und mussten vom ersten Tag an um ihr Leben kämpfen.

Besonders schwer hatte es Sherilyn. Sie wirkte geistig fit, ihr Körper war es aber leider nicht. Aufgrund eines notwendigen Luftröhrenschnitts hatte sie keine Stimme – sie hat uns allerdings viel angelacht. Als die Kleinen ein Jahr alt waren, musste ich mit ihr wegen einer Lungenentzündung im Krankenhaus bleiben. Dort erfuhr ich, dass ich wieder schwanger war. An Verhütung hatten wir gar nicht gedacht. Die Ärzte hatten gemeint, es würde an ein Wunder grenzen, wenn ich auf natürlichem Wege schwanger werde. Ich konnte mir nicht vorstellen, mich um vier Kinder zu kümmern, vor allem, weil meine Drillinge noch so kränklich waren. Ein Arzt riet mir, erst einmal abzuwarten, alle vier Kinder würden nicht überleben. Ein paar Tage später hat Sherilyns Herz infolge ihrer Lungenentzündung versagt und sie ist gestorben. Neun Monate später kam Linus zur Welt.

Meine Mutter sagt, ich hätte den Tod von Sherilyn noch gar nicht verarbeitet, weil ich die Trauer nie an mich rangelassen habe. Sie ist der Meinung, dass ich mit einem Psychologen alles aufarbeiten muss. Allerdings weiß ich nicht, ob es gut wäre, die alten Wunden aufzureißen. Ich kam damals gar nicht zum Nachdenken, weil ich durch meine zwei kranken Kinder weiter funktionieren musste. Es ist einfach nie Ruhe für eine Trauerphase eingekehrt.

Die Jungs fragen oft nach ihrer Schwester und überlegen, ob sie jetzt im Himmel ist. Aber sie haben keine Erinnerungen, dafür waren sie noch zu klein. Cyrus ist mittlerweile ganz gesund, er hat nur eine partielle Stimmlippenlähmung und spricht dadurch immer heiser. Aurel ist aufgrund der Frühgeburt gelähmt und geistig zurückgeblieben. Zudem ist er Epileptiker. Letzten Sommer mussten wir ihn an der Hüfte operieren lassen, seitdem hat sich sein Zustand leider noch weiter verschlechtert. Früher konnte er zumindest mit Hilfe etwas laufen, seit der OP kann er nicht einmal mehr stehen.

Die Jungs fragen oft nach ihrer Schwester und überlegen, ob sie jetzt im Himmel ist.

Aurel kann sehr zickig sein, wenn er seinen Willen nicht bekommt. Er möchte am liebsten den ganzen Tag mit der Bahn durch die Stadt fahren. Dadurch unternehmen wir als Familie nicht viel gemeinsam. Wir teilen uns auf, damit mein Mann mit Aurel auf Bahn-Tour gehen und ich die anderen beiden beschäftigen kann. Mein Mann hat sich seit der Geburt unserer Kinder in die

Arbeit gestürzt. Ich war damals Juristin, hatte meinen Master in Amerika gemacht, war also viel beschäftigt und selbstständig. Seit der Schwangerschaft arbeite ich nicht mehr. Meine Kinder sind der Sinn meines Lebens und ich kann mir ein Leben ohne sie nicht mehr vorstellen. Aber mir fehlt die Unabhängigkeit. Nur Hausfrau zu sein, macht mich nicht glücklich. Ich bekomme keine Anerkennung mehr von außerhalb. Wenn ich damals jemanden traf, war ich gleich im Gespräch, wenn ich erwähnte, dass ich in einer Kanzlei arbeite. Heute endet das Gespräch sofort, wenn ich erzähle, dass ich Hausfrau bin. Das interessiert die Leute nicht. Und wenn man Respekt nur noch vom eigenen Mann bekommen kann, ist man verloren. Für ihn ist alles selbstverständlich. Er sieht die viele Arbeit, die ich habe, nicht. Wäre er an meiner Stelle, hätte er auch einen anderen Anspruch: Er würde die Wäsche liegen lassen und den Kindern morgens und abends Müsli vorsetzen. Mir ist es leider auch zu wichtig, was andere Leute denken, wenn sie bei uns zu Hause reinkommen. Etwas anderes als den Haushalt habe ich ja nicht mehr.

Ich bin froh, wenn ich am Tag mal eine Stunde Zeit für mich habe. Wenn die Kinder abends im Bett sind, bin ich total erledigt und zu nichts mehr zu gebrauchen. Mein Mann arbeitet oft noch von zu Hause aus weiter oder geht ins Sportstudio, weil er schon den ganzen Tag im Büro gesessen hat. Selbst wenn es mal möglich wäre, nehmen wir uns also nicht die Zeit für unsere Ehe, was eigentlich sehr traurig ist.

Körperlich und emotional komme ich häufig an meine Grenzen.

Um jedes Hilfsmittel, das ich für mein behindertes Kind brauche, muss ich lange kämpfen. Es dauert ewig, bis ich Unterstützung genehmigt bekomme. Das macht mich wütend. Ich denke oft darüber nach, wie es wäre, würde Aurel gesund sein. Wenn er mitspielen oder sich mitteilen könnte. Ich bin sehr dankbar für meine Kinder, aber unser Leben ist nicht immer einfach. Körperlich und emotional komme ich häufig an meine Grenzen.

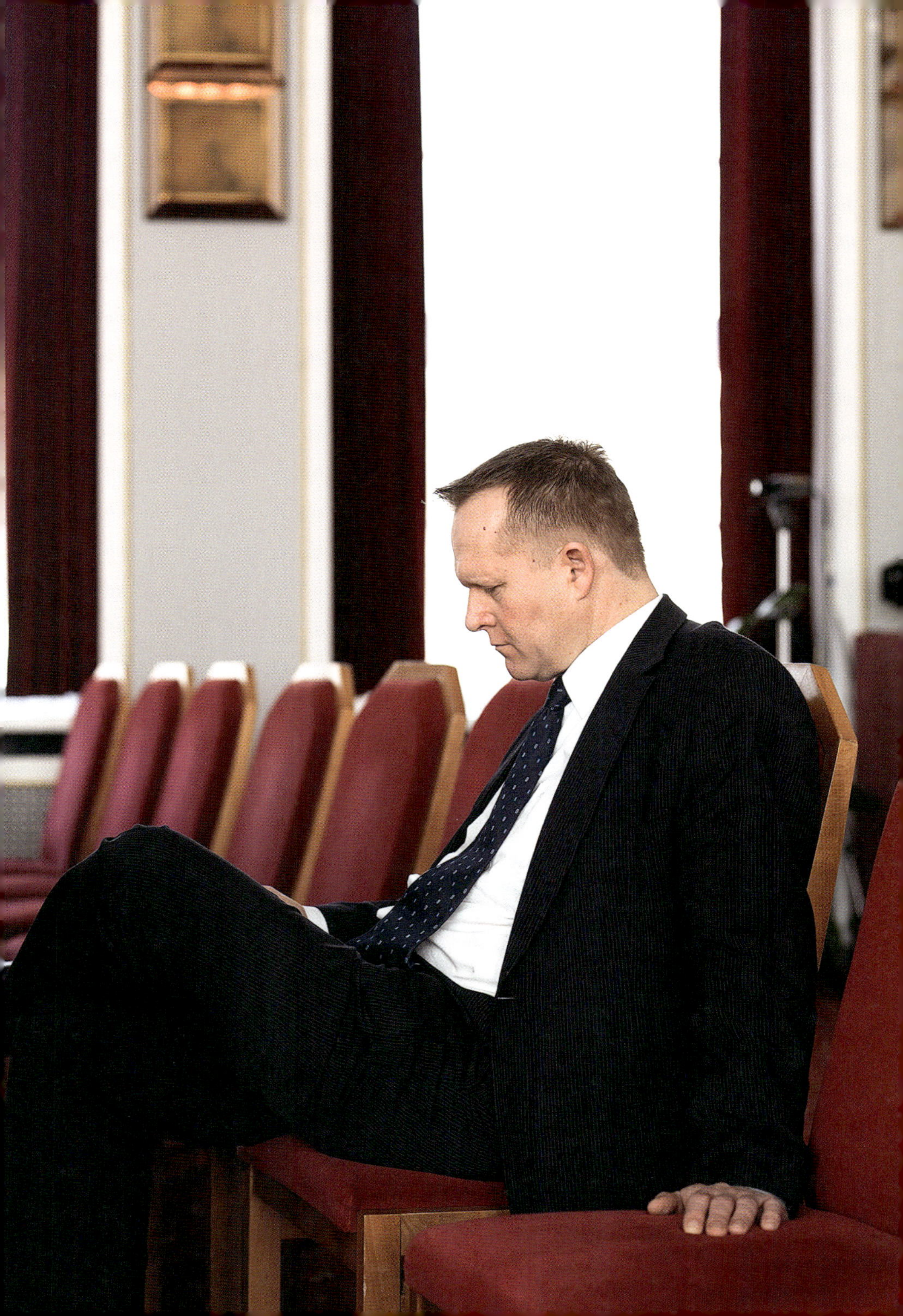

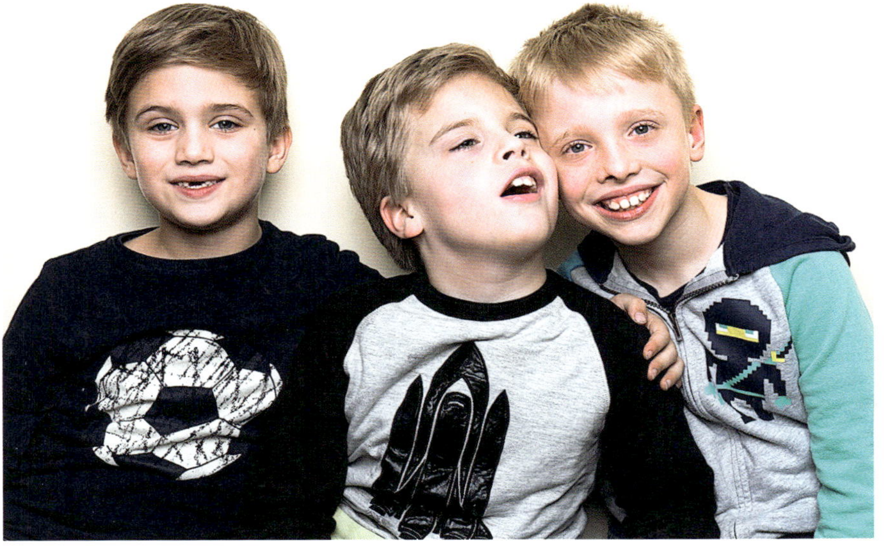

Maren

Ehrenamtliche Familienbegleiterin
und Schwester von Jens,
verstorben am 31. Dezember 1982
an Leukämie

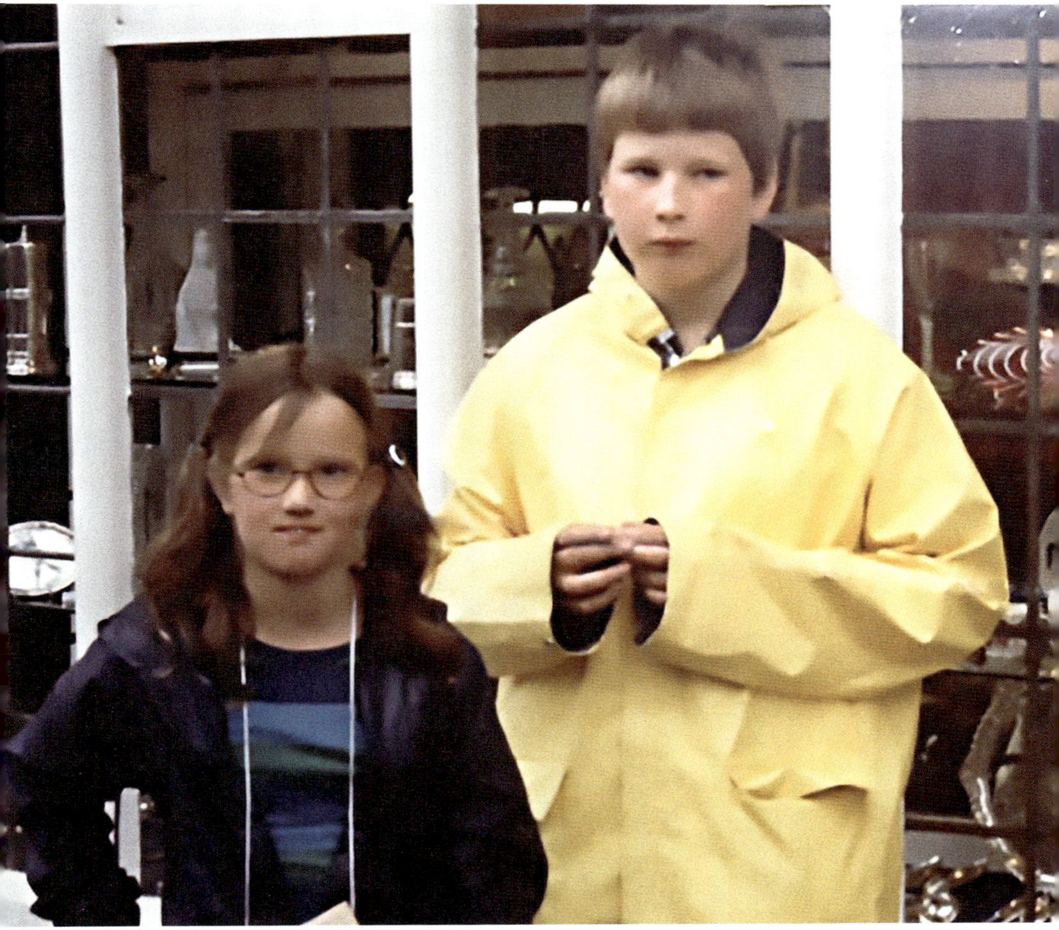

 Privatfoto

An meinem zehnten Geburtstag hatte mein Bruder Jens so starkes Zahnfleischbluten, dass meine Eltern ihn zum Arzt brachten. Die Diagnose lautete: Leukämie. Gestorben ist Jens ein halbes Jahr später an seinem Lieblingstag Silvester. Er ist fünfzehn Jahre alt geworden.

Vom Tage meines Geburtstages an legte sich der Fokus meiner Eltern komplett auf meinen Bruder. Jens kam ins Krankenhaus und meine Mutter nutzte jede Möglichkeit, ihn nach Erlaubnis der Ärzte bei uns zu Hause zu pflegen. Wir befanden uns damals in den Achtziger Jahren; das Krankheitsbild Leukämie war noch ungewöhnlich. Die Chemotherapie setzte meinem Bruder sehr zu. Ich weiß noch, dass er sehr blass und schwach war. Die Haare fielen ihm aus, nur widerwillig ließ er eine Perückenanprobe über sich ergehen. Nach der Anprobe schmiss er die Perücke gegen die Tür und weigerte sich, sie jemals zu tragen. Ich wurde gebeten nicht zu lachen, sobald ich ihn ohne Haare sehen würde. Als es soweit war, musste ich dennoch kichern. Das ist eine von wenigen Erinnerungen, die ich an diese Zeit habe.

Ich wurde gebeten nicht zu lachen, sobald ich ihn ohne Haare sehen würde. Als es soweit war, musste ich dennoch kichern.

Ich weiß noch, dass es eine sehr kühle Phase meines Lebens war. Aus Sorge um mich wurde ich nicht in die Geschehnisse involviert, sondern ferngehalten. Wir sprachen nie über die Krankheit meines Bruders oder über unsere Gefühle. Ich fühlte mich abgeschoben, wurde oft auf den Reiterhof geschickt und war dort unglücklich. Meine Eltern machten sich viele Gedanken und wussten doch nicht, was sie taten. Sie schenkten mir einen Hund, aber redeten nicht mit mir. Ich musste allein mit der Situation fertig werden. Als Kind konnte ich das alles natürlich nicht richtig verstehen, aber unterschwellig hat es mich beschäftigt. Ich war wie innerlich gelähmt, fühlte mich emotional tot.

An Silvester wurde ich ins Wohnzimmer gebeten. Meine Mutter berichtete mir unter Tränen, dass Jens eine Gehirnblutung hatte und gestorben ist. Was von der Mitteilung der Diagnose bis zum Tod von Jens ein paar Monate später passiert war, konnte ich überhaupt nicht richtig begreifen. Es ging viel zu schnell. Ich fühlte mich vor vollendete Tatsachen gestellt.

Jens wusste, dass er sterben würde.

Ein paar Wochen vor seinem Tod machte mein Bruder eine letzte Reise mit meinem Vater nach Kopenhagen. Er sagte meinem Vater dort, dass das seine letzte Reise sei. Jens wusste, dass er sterben würde. Mein Vater musste sein Leben lang weinen, wenn er uns diese Geschichte erzählte.

Jens' Tod war der Anfang von viel Zerstörung. Mein Vater hat sich im Zuge dieses Schicksalsschlages immer mehr dem Alkohol zugewandt und uns von Jahr zu Jahr in immer größere finanzielle Schwierigkeiten gebracht. Schlussendlich führten diese zum finanziellen Kollaps. Meine Mutter und ich kamen gar nicht zum Trauern, weil wir zu Hause die nächste Katastrophe zu bewältigen hatten. Als ich fünfzehn Jahre alt war, präsentierte mir meine Mutter ihre Existenzsorgen. Ich war ihre Verbündete, aber durfte mit keinem über unsere Nöte sprechen.

Obwohl meine Mutter mir rückblickend viel zumutete, war sie mein ein und alles und es traf mich erneut eiskalt, als sie starb. Ich war Ende zwanzig und kümmerte mich von da an um meinen Vater. Seine physische und psychische Verfassung verschlechterte sich zunehmend, die zu fällenden Entscheidungen in seinem Namen wurden schwerwiegender. Die Verantwortung für ihn erdrückte mich und begleitete mich stetig bis zu seinem finalen Pflegefallstadium.

Das Gefühl einer ständigen Melancholie, die meine Stimmung drückte, schleppte ich seit meiner Kindheit mit mir herum. Irgendetwas lag wie Blei in meinem Magen. Ich passte nicht in die Welt meines Umfelds. In meiner Altersklasse waren ganz andere Themen präsent, für einige Freunde waren meine Ängste überhaupt nicht greifbar. Ich verlor einige, als ich anfing, mich zu öffnen und über meine Sorgen zu reden. Sie konnten nicht damit umgehen, weil es für sie zu weit weg war. Ich kann mich glücklich schätzen, dass mich viele Menschen durch diese schwierige und traurige Zeit begleitet haben. Und ich kann bestätigen, dass sich in einer Lebenskrise wahre Freundschaften abzeichnen; diesen Freunden werde ich ihre Treue nie vergessen.

Nach außen hin schien bei mir alles gut zu sein: Ich machte Karriere in der Hotellerie, arbeitete in Managementpositionen. Allerdings baute ich mir damit eine Scheinwelt auf: Ich war überall dabei, ohne Freude daran zu haben. Emotionen ließ ich nicht an mich heran. Ich funktionierte scheinbar gut, doch täglich unter einem riesigen Kraftaufwand. Innerlich war ich nicht mehr hundertprozentig alltagstauglich. Über die Jahre entwickelte ich zunehmend Ängste, die sich in den schlimmsten Zeiten förmlich als soziale Phobie beschreiben lassen. Smalltalk und Bagatellen ertrug ich nicht mehr. Irgendwann hatte ich Panikattacken, die die Kontrolle über meinen Körper übernahmen: Ich hatte unkontrollierbares Herzrasen, Hitzewallungen und eine nervöse Mimik und Gestik.

Als mein Vater starb, war ich Anfang vierzig und mit meinen Kräften am Limit. Ich habe seinen Tod damals als seinen Beitrag zu unserer Geschichte gesehen. Erst seitdem er fort ist, bin ich etwas zur Ruhe gekommen und habe es geschafft, meine Vergangenheit zu verarbeiten.

Inzwischen habe ich gelernt, wie wichtig es ist, sich Schmerz und Trauer einzugestehen, und dass ich nicht immer stark sein muss. Ich bin genügsamer geworden, »finde« statt zu »suchen«, muss beruflich nicht nur Karriere machen und betrachte den Lauf des Lebens und die Erwartungen daran gelassener. Heute weiß ich, dass ich nicht allein mit meinen Problemen

Als Ehrenamtliche wollte ich Menschen helfen, die in ähnlichen Situationen sind wie meine Familie damals.

sein muss, denn es gibt Menschen, die helfen können. Als ich Mitte dreißig war, traf ich im Kinderhospiz auf die warmherzigsten Menschen, die ich je kennengelernt habe. Als Ehrenamtliche wollte ich Menschen helfen, die in ähnlichen Situationen sind wie meine Familie damals.

Jordis

Mutter von Mila,
Marian und Marvin

Mila hat eine angeborene spinale Muskelatrophie, eine Form des Muskelschwunds.

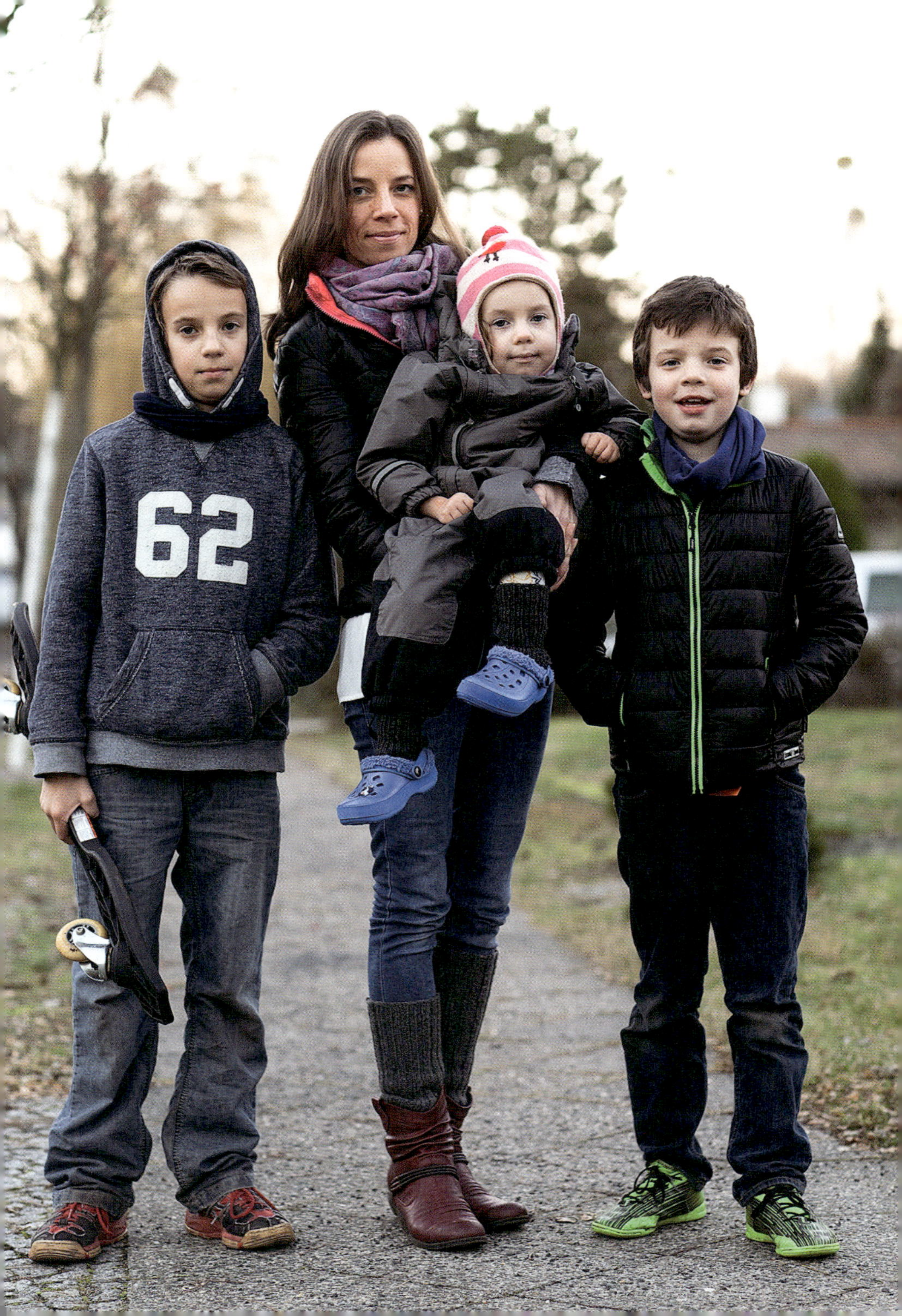
62

Das Mitleid hat mich am meisten belastet.

Es bereitet mir viel Freude, ein Kind mit Handicap zu erziehen. Mila hat eine neue Qualität mit in die Familie gebracht. Sie ist sehr ausgeglichen und besitzt ein enormes Freudeempfinden. Ohne über eine große Gestik zu verfügen, hat sie die Gabe, diese Charakterzüge in ihre Augen zu legen. Damit zieht sie ihr Gegenüber an wie einen Magneten, ohne dass sie sich anstrengen muss. Das macht meine Tochter ausgesprochen besonders.

Anfangs habe ich mich gefragt, warum gerade ich diesen Auftrag bekomme und ob ich es schaffen würde, meinem Kind gerecht zu werden. Ich überlegte, ob ich damit umgehen kann, ohne meine Sorgen auf Mila zu laden. Im Freundes- und Verwandtenkreis gab es damals viel Mitleid. Das hat mich am meisten belastet. Denn für mich fühlte es sich ziemlich schnell in Ordnung an, eine Tochter mit Handicap zu haben. Ich kannte Mila nicht anders und für sie war es auch normal. Sie war nicht zu bedauern und Mitleid half uns in keiner Weise. Ich sprach das in meinem Umfeld an und äußerte auch den Wunsch, dass niemand sagt, meine Tochter sei krank oder behindert. Ein Kind würde selbst nicht auf die Idee kommen, sich so zu bezeichnen, daher soll es auch sonst keiner tun.

Die meisten meiner Freunde haben schnell gemerkt, dass unser Leben nicht so sehr anders ist als eines mit normal entwickelten, »gesunden« Kindern. Ich gehe sehr offen mit der Situation um und nehme Mila, wenn möglich, zu Treffen und bei Unternehmungen mit. Dazu kommt das Glück, dass ich sehr liebe und verständnisvolle Freunde habe. Für die Großeltern ist es schwieriger: Sie haben zwar alle einen tollen Draht zu Mila und sind sehr engagiert. Aber manchmal merkt man, dass sie traurig werden und sich Sorgen um die Zukunft ihrer Enkeltochter machen. Meine Großtante etwa weint manchmal, wenn sie sieht, wie Milas Cousine auf zwei Beinen neben ihr herumspringt. Ich verstehe diese Gefühle, aber bei mir ist es nicht so. Ich sehe meine Tochter so, wie sie ist, und finde sie klasse.

Milas Gesamtzustand verschlechtert sich zunehmend, ihre Kraft lässt nach. Schon ein kleiner Infekt bedeutet jedes Mal einen großen Rückschlag. Es gab bisher zwei Situationen im Krankenhaus, die ziemlich kritisch waren. Von allen Beteiligten war Mila die Gelassenste. Sie hat alles über sich ergehen lassen, ohne zu schreien oder unruhig zu werden. Das versuche ich ihr auch immer zu vermitteln: dass alles gut ist. Einmal habe ich es nicht geschafft, weil die Ärzte in Panik gerieten. Sie wollten ihr mit einem Knochenbohrer einen Zugang ins Schienbein legen, um ihr Medikamente zu injizieren, damit sie nicht erstickt. Zum Glück fanden sie dann doch noch einen Zugang an ihrer Hand und es war nicht mehr nötig. Ich bin trotzdem in Ohnmacht gefallen. Anschließend habe ich mich aber schnell wieder gefangen. Der Gedanke, dass ich jetzt bei meinem Kind sein muss, hat mir Kraft gegeben. Die Ärzte haben damals gesagt, dass Mila bei fünfzig Prozent ihres Lebens ist, wenn sie ihren zweiten Geburtstag erlebt. Schlussendlich wurde mir klar, dass es keine Prognosen für ihr Leben gibt, auf die man sich verlassen kann.

Wenn wir Musik hören und Mila Lust hat, zu tanzen, bin ich ihr Tanzroboter.

Dadurch, dass Milas Muskeln zunehmend schwächer werden, wird der Alltag aufwendiger. Zum Beispiel kann sie ihren Kopf beim Spielen nicht mehr so gut aufrecht halten. Sie möchte weiterspielen, aber ist zu erschöpft. Bis jetzt kann ich diese Defizite gut mit Ideen kompensieren. Für das Spielen werde ich ihr eine Kopfstütze anfertigen. Langfristig wird es allerdings eine Herausforderung sein, mit dem Frust, der entsteht, umzugehen. Je älter sie wird, desto schwieriger wird es für sie. Ich wünsche mir, dass sie ihre Defizite weiterhin kreativ angeht. So wie sie es heute tut. Wenn wir beispielsweise Musik hören und sie Lust hat, zu tanzen, bin ich ihr Tanzroboter, der sie durch die Wohnung bewegt. Ich darf weder mitsingen noch Impulse in den Tanz bringen, sondern nur transportieren. Manchmal überkommt es mich und ich möchte mittanzen, dann erinnert mich Mila jedoch daran, dass ich nur der Roboter bin. Sie möchte es allein machen und hat viel Spaß dabei.

Milas Brüder Marvin und Marian gehen sehr gelassen mit ihrer Schwester um. Manchmal nehmen sie Mila aus ihrem Rollstuhl und schmeißen sie aufs Bett, wo sie dann mit ihr rumtoben – für mich unvorstellbar, ich mache das viel vorsichtiger. Mila findet es toll, quiekt vor Vergnügen und schreit nach mehr.

Irgendwann wurde in der Schule offensichtlich, dass Mila sich nicht so entwickelt wie die anderen Kinder. Als Marvin und Marian darauf angesprochen wurden, haben sie ganz selbstverständlich erklärt, dass Mila weniger Muskeln hat und deshalb im Rollstuhl sitzt. Natürlich bekommen sie weniger Aufmerksamkeit als ihre Schwester, aber sie gehen gut damit um. Ihnen ist ganz wichtig, dass ihre kleine Schwester nicht zu kurz kommt. So wurde ich eines Tages panisch daran erinnert, Mila nicht zu vergessen, als ich das Auto packte und sie noch in der Wohnung saß. Gleichzeitig sind meine beiden Jungs auch auf ihre eigenen Bedürfnisse bedacht und versuchen, diese durchzusetzen. Dann heißt es schon mal: »Jetzt wollen wir mal was mit Mama machen«. Diese Momente sind dann für mich und die Jungs besonders intensiv.

Schwierig ist für mich, die Balance zu finden. Mich zu entscheiden, für was ich mir in welchem Moment Zeit nehme. Frage ich die Jungs nochmals Vokabeln ab, massiere ich Mila den Rücken oder lese ich selbst ein Buch? Sich für eine Variante zu entscheiden, ohne ein schlechtes Gewissen zu haben – das ist die Kunst. Man kann sich innerlich vergiften, wenn man immer wieder gegen sich selbst ankämpft. Aber der Widerstand schmilzt mit einem Schlag, wenn man sich sagt: Es ist wie es ist. Das gelingt mir das eine Mal schlechter und das andere Mal besser.

Eine Bekannte machte mich vor ein paar Jahren darauf aufmerksam, dass eine »Zeitschenkerin« eine Unterstützung sein könnte. Unsere Ehrenamtliche war ein großer Glücksgriff. Sie hat eine tolle Beziehung zu Mila und ist immer sehr realistisch, ohne dabei herzlos zu sein. Vor allem hat sie eine sehr gute Beobachtungsgabe und ist empathisch. Und das ist es doch, was uns Menschen generell auszeichnet: etwas nachempfinden zu können. Man muss kein ausgebildeter Pfleger sein; es reicht, sich in jemanden hineinzuversetzen, um eine Hilfe zu sein.

Durch Mila habe ich mich positiv verändert.

Durch Mila habe ich mich positiv verändert. Ich lege meinen Fokus mittlerweile auf andere Dinge als früher. Mir ist es wichtiger, mit den Jungs zu toben, als die Wohnung zu putzen, dabei bin ich ein Ästhet und habe mir früher viel Mühe gegeben, um eine gute Hausfrau zu sein. Doch die Kinder werden sich später erinnern, welche Stimmung im Haushalt war – nicht wie sauber es war. Natürlich ist man als alleinerziehende Mutter oft der Alltagsdrache. Aber meine Kinder sollen sich auch ins Gedächtnis rufen, dass Mama gelacht hat, mit ihnen durchs Wohnzimmer getanzt ist und auch manchmal was Verrücktes gemacht hat.

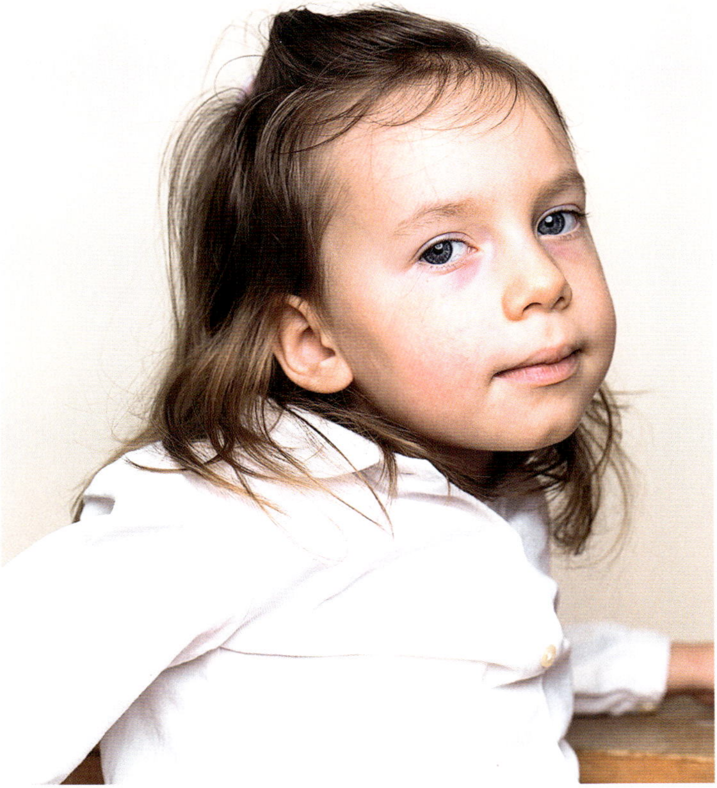

Daniela

Mutter von Lenni und Emilia

Emilia hat einen angeborenen Herzfehler und einen implantierten Herzschrittmacher.

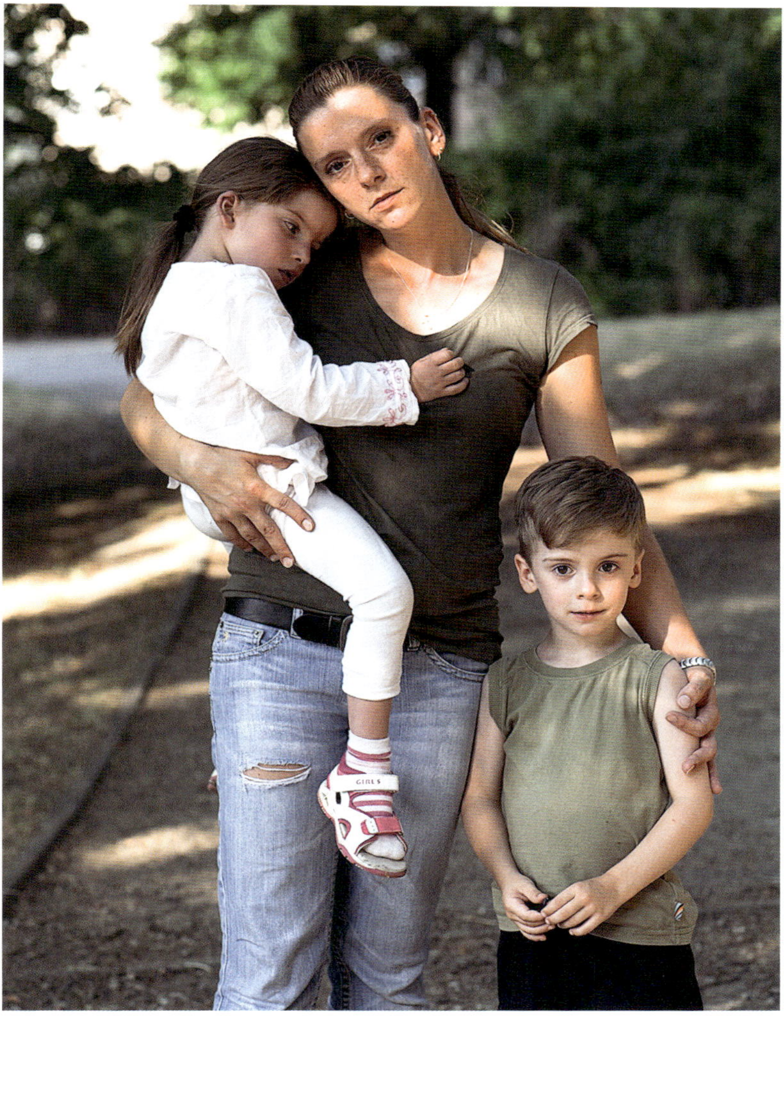

Der ewige Kampf um eine idyllische Familie zerrt an mir.

Mein Leben ist anstrengender geworden. Der Versuch, ein normales Leben zu führen, und der ewige Kampf um eine idyllische Familie, so wie man sie bei anderen sieht, zerrt an mir. Manchmal frage ich mich, wo meine Wünsche und mein Leben geblieben sind. Die Situation hat aber auch ihr Gutes: Durch den Herzfehler meiner Tochter habe ich viele Menschen kennengelernt, denen ich sonst wahrscheinlich nicht begegnet wäre. Viele Leute waren eine große positive Überraschung für mich. Ich bin auch gelassener geworden. Dinge, über die ich mich früher aufgeregt und mir den Kopf zerbrochen habe, sind heute unwichtig. Und ich bin stärker, ich lasse mir nicht mehr so viel gefallen wie früher.

Als ich siebenundzwanzig Jahre alt war, wurde ich schwanger mit Zwillingen. Ich glaube an Engel und dachte, dass das die Entschädigung ist für das Kind, das ich während einer vorherigen Schwangerschaft verloren hatte. Meine Mutter war in dieser Zeit überraschend gestorben, vielleicht war das der Grund für den Abgang. Über meine erneute Schwangerschaft freute ich mich daher sehr. Bei einer Untersuchung wurde jedoch im vierten Monat festgestellt, dass der weibliche Zwilling einen Herzfehler hat. Die Beziehung zu meinem Partner lief schon damals nicht besonders gut. Nach dieser Nachricht zog er sich noch mehr zurück, als er es ohnehin bereits getan hatte, er war teilweise ganze Wochenenden lang verschwunden.

»Bin ich jetzt eine schlechte Mutter?«, fragte ich die Hebamme.

Die Nachrichten wurden immer schlimmer für mich: Es hieß, das Mädchen wachse nicht richtig, es könnte eine Totgeburt werden. Ich wurde vor die Wahl gestellt, bis zur dreißigsten Woche einen Schwangerschaftsabbruch zu machen. Man könne dem kranken Zwilling ein tödliches Medikament direkt ins Herz spritzen, ich müsse das tote Baby aber trotzdem bis zum Ende mitaustragen.

Entsetzt fragte ich mich, welch psychischen Schaden sich der andere Zwilling zuziehen müsste, wenn er neben seinem toten Geschwisterchen heranwachse. Ich entschied mich dagegen, Gott zu spielen.

In der dreiunddreißigsten Woche war mein Körper so überfordert mit dem psychischen Stress und der Versorgung von drei Stoffwechselhaushalten, dass ich die letzten Monate unter ständiger Beobachtung im Krankenhaus bleiben sollte.

Weil Emilia zu schwach war, um eine richtige Geburt zu überstehen, kamen die Kinder durch einen Kaiserschnitt auf die Welt. Besonders emotional war das für mich nicht. In Fernsehsendungen über Geburten haben die Mütter immer alle geweint, wenn sie ihr Kind das erste Mal im Arm hielten. – Ich konnte nicht weinen, ich war einfach zu fertig. »Bin ich jetzt eine schlechte Mutter?«, fragte ich die Hebamme. Meine Kleine kam mit eineinhalb Kilogramm erst einmal auf die Intensivstation. »Gott, ist die klein, wie soll es jetzt bloß weitergehen?«, schoss es mir zeitgleich mit tausend anderen Gedanken durch den Kopf.

Mit Lenni konnte ich nach Hause fahren, Emilia musste vorerst im Krankenhaus bleiben. Die nächsten vier Monate pendelte ich jeden Tag zwischen dem Krankenhaus und meiner Wohnung. Mein Freund war untergetaucht, er war einfach aus der Wohnung verschwunden. Unter dem Stress, den ich zu tragen hatte, konnte ich nicht stillen. Ich hatte dieses schöne Bild im Kopf, wie Mütter im Park sitzen und stillen, und fühlte mich schuldig. Warum bricht meine Partnerschaft auseinander, warum ist mein Kind krank? Ich kam mir vor wie eine völlige Versagerin. Wenn ich eine Werbung sah, in der ein Kind fröhlich in die Kamera schaute, fing ich an zu weinen. Die Realität war eben nicht so toll, wie die Werbung es einem vorgaukelte. Ich habe nur noch funktioniert und konnte vor lauter Sorgen die Zeit mit den Kindern nicht genießen. Das ist auch das Einzige, was ich meinem Ex-Freund bis heute übelnehme: dass er mich nicht unterstützt hat und mir die Chance genommen hat, diese Zeit zu genießen. Ich hatte keine Wahl, so wie er. Ich konnte nicht abhauen, ich musste funktionieren.

Wenn mich jetzt ein LKW überfährt, ist es auch egal.

Als mein Freund und ich uns endlich für klare Verhältnisse und eine Trennung entschieden hatten, lag Emilia nach der Operation ihres Herzschrittmachers im Krankenhaus und die Ärzte wollten mich auf ihren Tod vorbereiten. Emilia habe nur noch eine zwanzigprozentige Überlebenschance, sagten sie. Ich war an meinem persönlichen Tiefpunkt angelangt. »Wenn mich jetzt ein LKW überfährt, ist es auch egal«, dachte ich. »Der Lenni kommt schon irgendwo unter ...« Aber irgendwie habe ich trotzdem nicht aufgegeben. Ich schaute zeitgleich ein Hospiz an und suchte nach einer Wohnung. Als ich eine fand, bekam ich neuen Schwung. Zudem war die Trennung von meinem Freund zwar schmerzhaft, aber auch eine Erleichterung. Und ich war nicht ganz allein: Ein Teil meiner Familie und das Berliner Herz waren für mich da, es gab also noch Licht im Dunkeln.

Emilia lag im Herzzentrum und war kaum ansprechbar. »Mama hat jetzt so gekämpft, jetzt musst du auch mitmachen«, sagte ich zu ihr. Am nächsten Tag kam die Schwester so aufgeregt auf mich zugerannt, dass ich dachte, nun ist alles vorbei – aber im Gegenteil: Emilia habe heute gefrühstückt wie ein Scheunendrescher, es gehe ihr viel besser. Ich kam ins Zimmer und meine Kleine saß im Bett und strahlte mich an. Von dem Tag an ging es bergauf. Ich hatte sogar das Glück, einen neuen Mann zu treffen. Er hat mich auf einer Feier mit meinen Kindern gesehen, sich direkt in mich verliebt und nicht lockergelassen. Seitdem ist er mir eine große Stütze und den Kindern ein wunderbarer Papa.

Natürlich gibt es trotzdem immer auch schwierige Situationen: Kaum habe ich einen neuen Job, wird Emilia krank und ich muss ausfallen. Bei jedem Husten bleibt die Angst, dass sie ihn nicht gut übersteht und wochenlang ins Krankenhaus muss. Das ist schon öfter vorgekommen.

Was würde ich anderen Menschen in meiner Situation raten? Jedenfalls nicht, dass sie jeden Tag genießen sollen, denn ich kann auch nicht jeden Tag dankbar sein. Wichtig ist, sich selbst Freiräume zu schaffen, so dass man spürt, dass man noch ein Teil der Gesellschaft ist. Es tut auch gut, die Krankheit einfach mal Krankheit sein zu lassen. Und zu lernen, Verantwortung abzugeben, auf andere Leute zuzugehen und zu sagen: »Ich brauche Hilfe.«

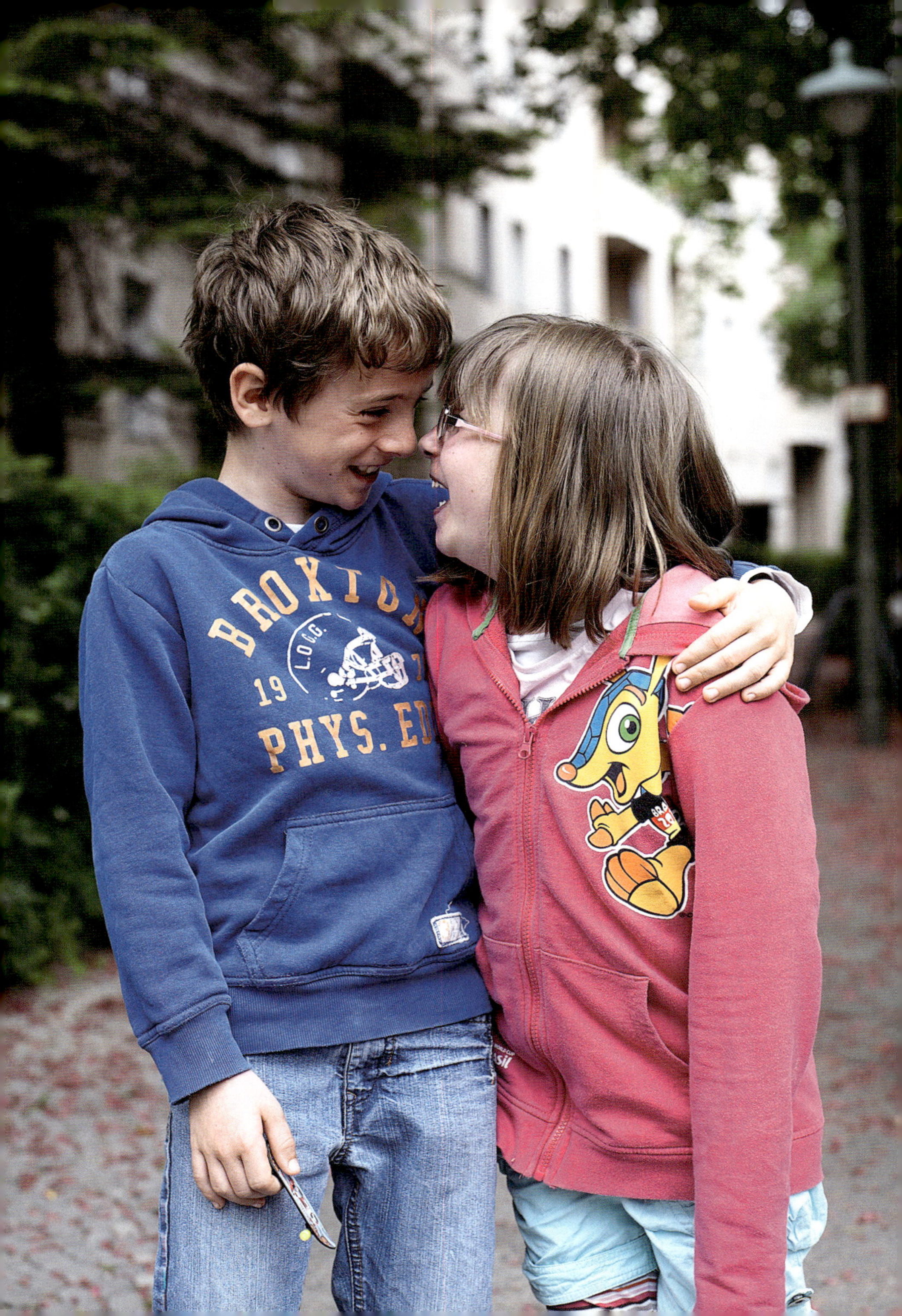
PHYS. ED

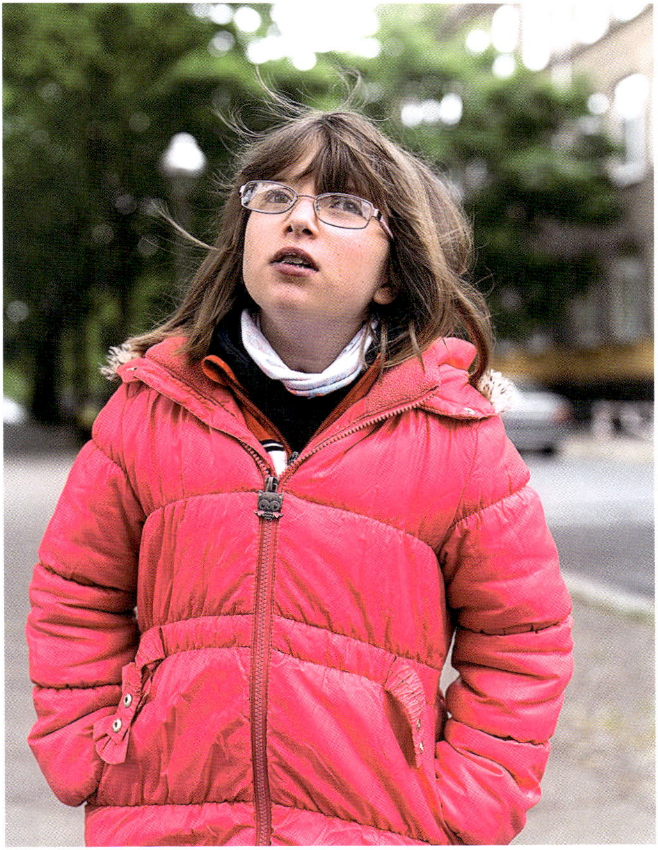

Kerstin

Erzieherin und Ansprechpartnerin für das Berliner Herz im Klinikum Buch, außerdem Pflegemutter eines ehemals krebskranken Kindes sowie Ehrenamtliche

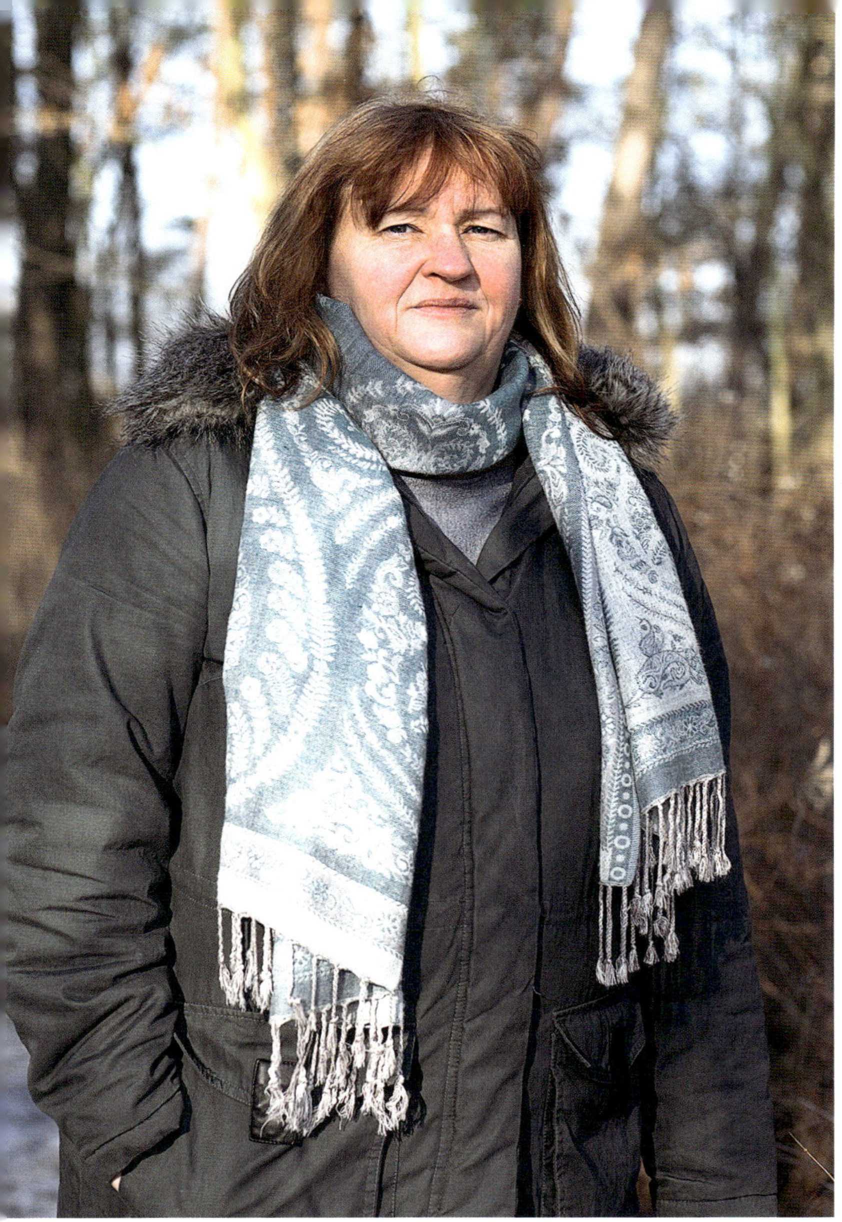

Als ich meine Ausbildung als Erzieherin machte, konnte ich mir noch nicht vorstellen, eines Tages mit kranken oder behinderten Kindern zu arbeiten. Heute möchte ich nicht mehr mit komplett gesunden Kindern arbeiten. Denn vor allem der Umgang untereinander ist bei kranken Kindern besonders. Es ist ein sehr harmonisches Miteinander, ohne Streit über Kleinigkeiten. Diesen Kindern ist egal, wer die cooleren Klamotten trägt oder wer die schönere Frisur hat. Auch die Eltern lernen anders zu priorisieren und Wichtiges von Unwichtigem zu trennen.

Wenn das Kind die Krankheit übersteht und wieder gesund wird, sind meistens alle an der Situation gewachsen. Es ist erstaunlich, aber alle Kinder, die geheilt sind und uns noch einmal besuchen, sagen, dass es eigentlich eine gute Zeit war. Anfangs ist die ganze Familie am Boden zerstört, sie wissen nicht, wie sie diese große Herausforderung meistern sollen. Am Ende rücken die schlechten Erinnerungen in den Hintergrund und es überwiegt die Freude, dass man es geschafft hat. Es war schließlich eine sehr prägende, intensive Zeit, in der die Kinder sehr stark sein mussten und viel über sich und das Leben gelernt haben. Die Familie rückt im günstigsten Fall noch mehr zusammen und die anderen Kinder und wir Angestellten werden in gewisser Weise Teil davon.

Heute möchte ich nicht mehr mit komplett gesunden Kindern arbeiten.

Das Schöne an meiner Tätigkeit als Erzieherin im Krankenhaus ist, dass ich mir mehr Zeit für die Kinder nehmen kann als die Schwestern und Ärzte. Wenn die Eltern es möchten, beziehe ich sie mit ein; oder aber sie merken, dass sie gehen und sich eine Auszeit nehmen können. Die Kinder spüren oft selbst, dass ihre Eltern eine Pause brauchen, und schicken sie weg. Kinder und Eltern möchten sich meist gegenseitig schützen. Wenn nicht miteinander gesprochen wird, kann das zum Teufelskreis werden. Ich merke immer wieder, dass Familien die ehrlich und bewusst mit der Krankheit umgehen, die Situation besser bewältigen.

Ich gestalte und spiele viel mit den Kindern, je nachdem welche Interessen sie haben und wie alt sie sind. Eines mache ich mit allen gleichermaßen: das Auffädeln von Mutperlen. Nach jeder Untersuchung, Spritze, Chemotherapie und allen anderen Geschehnissen bekommt das Kind eine individuelle Perle. An der Kette kann am Ende der Behandlung die gesamte Krankengeschichte abgelesen werden, sie ist wie eine Art Tagebuch für die Kinder. Ihnen sind die Perlen sehr wichtig, oft wird die Kette durchgegangen und sich zurückerinnert. Als ich einmal einen siebzehnjährigen Patienten betreute, meinte dieser, er sei schon zu groß für die Perlen. Er wurde vorerst gesund; leider trat nach einem halben Jahr der Krebs wieder auf und er kam zurück zu uns ins Krankenhaus. Da sagte er zu mir: »Jetzt will ich doch die Mutperlen.« Entweder alles oder nichts, dachte ich mir, nahm mir seine Akte und fädelte seinen vorherigen Aufenthalt auf. Er rief mich bald auf meiner Station an und fragte ungeduldig nach den Perlen. Ich habe dann gemerkt, dass es ihm letztlich gar nicht um die Kette ging, sondern darum, jemanden zum Unterhalten zu haben. Ihm war zu Tode langweilig – aber er hätte in seinem Alter niemals ohne den Vorwand der Perlen nach der Kindergärtnerin geschickt.

> Nach jeder Untersuchung, Spritze, Chemotherapie und allen anderen Geschehnissen bekommt das Kind eine Mutperle.

Für die gesunden Geschwister gibt es eigentlich keine Mutperlen. Vor Kurzem habe ich aber mit einem Mädchen, das eine fast gleichaltrige kranke Schwester hat, den Perlen eine neue Symbolik gegeben. Das Mädchen bekam dann Perlen für die Zeit, in der die Schwester nicht zu Hause war, die Eltern keine Zeit hatten oder sie sich Sorgen um ihre Schwester gemacht hat. Mir ist es wichtig, auch auf die Geschwisterkinder einzugehen. In der akuten Phase der Krankheit ist es für sie oft sehr schwierig: Die Eltern und die Aufmerksamkeit fehlen, genauso die Schwester oder der Bruder.

Zudem spüren sie, dass es ernst ist, machen sich großen Sorgen und leiden doppelt darunter.

Wenn ein Kind stirbt, bin ich natürlich traurig. Ich musste erst lernen, damit umzugehen. Ich habe viele Weiterbildungen hinsichtlich Trauerbewältigung gemacht und mit der Zeit eine andere Einstellung zum Tod bekommen. Ich konzentriere mich mehr auf die Zeit, in der ich für die Kinder da sein kann, und versuche, diese zu nutzen. Heute ist für mich an meiner Arbeit nichts mehr schwer, außer dass ich gerne noch mehr Zeit für die Kinder hätte.

Vor zehn Jahren lag ein kleines Mädchen bei uns im Krankenhaus, das einen Knochentumor hatte und dessen Eltern sich nicht mehr um sie kümmern wollten. Ich nahm sie als Pflegekind in meine Familie auf; heute ist sie gesund und erwachsen. Meine Kinder waren schon groß und ich wollte noch einem weiteren Kind eine Heimat geben. Ich kann nicht alle Kinder retten, aber wenigstens eins, dachte ich mir. Seit zwei Jahren bin ich außerdem Ehrenamtliche für das Berliner Herz, es hat sich so ergeben, weil wir für ein Mädchen keine passende Betreuung gefunden haben.

Als Rückmeldung für das, was ich tue, reicht es mir schon, wenn ich hereinkomme und von den Kindern angelacht werde. Man braucht keine bestimmten Voraussetzungen, um zu helfen, nur etwas Menschlichkeit. Es ist eigentlich schade, dass nicht viel mehr Menschen einander helfen.

Man braucht keine bestimmten Voraussetzungen, um zu helfen, nur etwas Menschlichkeit.

Professor Dr. Schweigerer

Chefarzt für Kinder- und Jugendmedizin
im HELIOS Klinikum Berlin-Buch

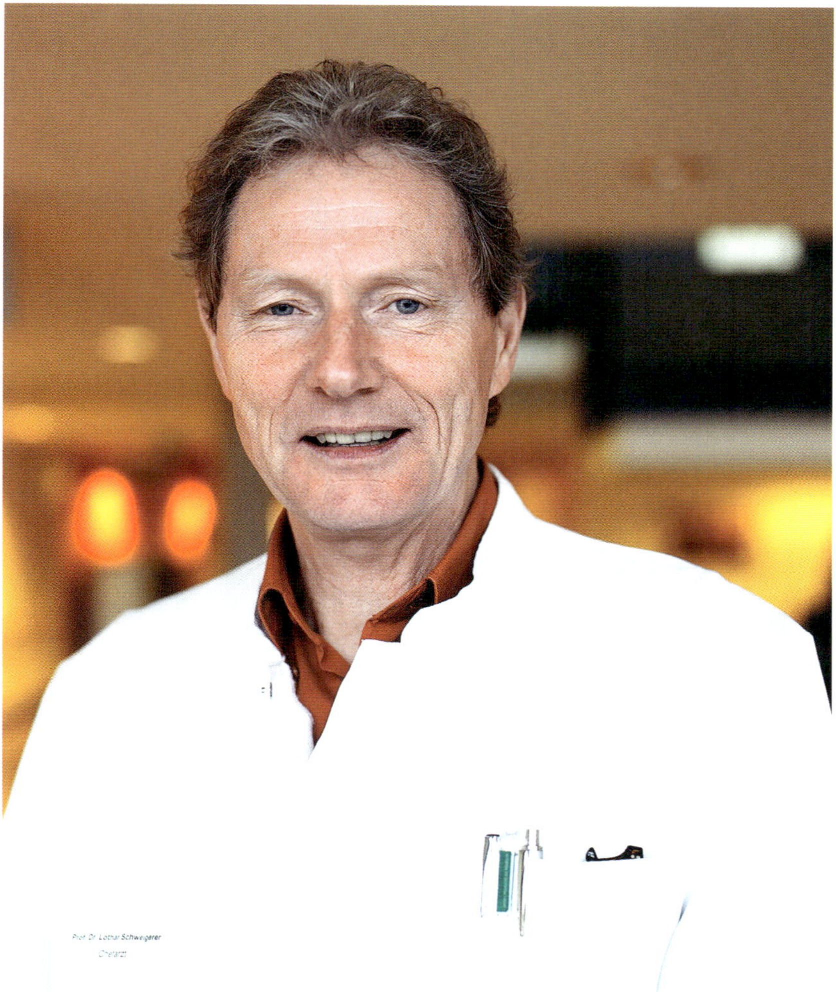
Lothar Schweigerer

Diese tollen jungen Menschen kennenzulernen – das ist etwas, was ich an meinem Beruf liebe.

Menschen, die sich mit kranken Kindern befassen, wissen, was es für ein Glück ist, eine gesunde Familie zu Hause zu haben. Dazu gehöre auch ich. Nach einem harten Tag im Krankenhaus freue ich mich darüber, dass ich nach Hause zu meinen gesunden Kindern fahren kann. Wir haben alle eins gemeinsam: Wir sterben früher oder später. Es ist die Zeit, die bis zum Ende bleibt. Der eine nutzt sie gut, der andere schlecht.

Viele Familien merken erst, welch ein Glück sie im Leben hatten, wenn sie erfahren, dass ihr Kind krank ist. Das finde ich bedauerlich. Sie begreifen dann plötzlich, worum es im Leben wirklich geht. Die meisten Familien schweißt die Situation zusammen. Andere zerbrechen daran, erst recht, wenn es vorher schon Probleme gab. Auch die Kinder verändern sich: Einige sind zu Beginn sehr schüchtern und verklemmt. Während der Therapiephase entwickeln sie sich dann vom Mauerblümchen zum aufgeschlossenen Menschen. Dieser Prozess ist so erstaunlich, dass ich es manchmal kaum glauben kann. Die betroffenen Kinder haben ihren Altersgenossen eine Menge voraus. Sie müssen sich mit Fragen beschäftigen, die Gleichaltrige sich nie stellen würden. Jemand, der sein Leben neu geschenkt bekommt, denkt anders darüber. Er weiß es mehr zu schätzen. Das ist etwas, was ich an diesem Beruf liebe: diese tollen jungen Menschen kennenzulernen.

Einem Kleinkind sage ich, dass Gauner in seinem Körper sind und die Körperpolizei nicht gut aufgepasst hat.

Einige Eltern möchten gerne, dass wir ihrem Kind nicht sagen, wie krank es ist. Das geht natürlich nicht. Wenn ein Kind Medikamente bekommt, durch die es ihm schlecht geht, muss es wissen, dass es nicht nur einen Schnupfen hat. Es ist wichtig, immer die Wahrheit zu sagen – aber man kann sie schonend formulieren.

Einem Kleinkind sage ich, dass Gauner in seinem Körper sind und die Körperpolizei nicht gut aufgepasst hat. Deshalb ist nun etwas Schlimmes passiert und wir unterstützen die Polizei mit Medikamenten. Für kleine Kinder ist vor allem wichtig, dass die Mama dabei bleibt und dass es nicht weh tut. Einem Jugendlichen sage ich, dass wir inzwischen achtzig Prozent aller Patienten wieder gesund machen können. Die bevorstehende Zeit erkläre ich wie einen Marathonlauf: Es ist beschwerlich und zwischendurch möchte man aufgeben, aber wenn man an sich glaubt und durchhält, schafft man es bis zum Ende.

Entscheidend ist, dass Eltern und Kinder gemeinsam tapfer sind. Ein gut strukturiertes, positives Elternhaus hilft dem Kind, mit der Krankheit umzugehen. Eltern, die dagegen selbst kaum im Stande sind, die Diagnose zu verarbeiten, machen es den Kindern noch schwerer, als es ohnehin schon für sie ist. Die Kinder fühlen sich als Versager, weil sie dieses Unheil über die Familie gebracht haben und nicht in ihrer gewohnten Umgebung und Clique sein können. Sie halten aber ihre Sorgen zurück, weil sie die Eltern nicht noch mehr belasten möchten. Für diesen Fall haben wir eine Psychologin im Krankenhaus. Den betroffenen Kindern fällt es leichter, sich einer Außenstehenden anzuvertrauen, die dann wiederum innerhalb der Familie vermitteln kann. Am dringendsten brauchen die Familien soziale Unterstützung, jemanden, der ihnen beisteht und mit ihnen redet.

Zwanzig Prozent der Kinder bei uns im Krankenhaus sterben. Das ist ein Fakt, den man akzeptieren muss. Bevor die Entscheidung fällt, dass wir aus medizinischer Sicht nichts mehr für einen Patienten tun können, schlafe ich manchmal schlecht. Ich überlege, ob wir wirklich alles getan, nichts übersehen haben. Von da an steht nicht mehr die Heilung im Vordergrund, sondern was man für das verbleibende Leben maximal tun kann. Wir überweisen etwa an ein Hospiz oder die Familien gehen nach Hause, wenn sie sich das zutrauen. Einige möchten im Krankenhaus bleiben.

Was mir schwerfällt, ist, wirtschaftliches Denken mit meinem Beruf vereinbaren zu müssen, wenn die Klinik weiterhin bestehen soll. Das besorgt mich. Es wird immer teurer, das Krankenhaus zu erhalten, weil immer mehr Menschen die Chance auf Heilung haben. In Deutschland gibt es pro Jahr etwa tausendachthundert krebskranke Kinder, in Berlin-Brandenburg sind es hundertfünfzig.

Ich bin Kinderarzt geworden, weil ich etwas bewirken möchte und weil Kinder toll sind. Ein Säugling, der krank ist und dennoch über beide Ohren strahlt, ist einfach klasse. Man kann trotz der Schwere des Berufs nie ganz ernst bleiben, das lassen die Kinder nicht zu.

Ein Säugling, der krank ist und dennoch über beide Ohren strahlt, ist einfach klasse.

Andrea

Andrea leidet an Mukoviszidose,
eine genetisch bedingte
Stoffwechselerkrankung.

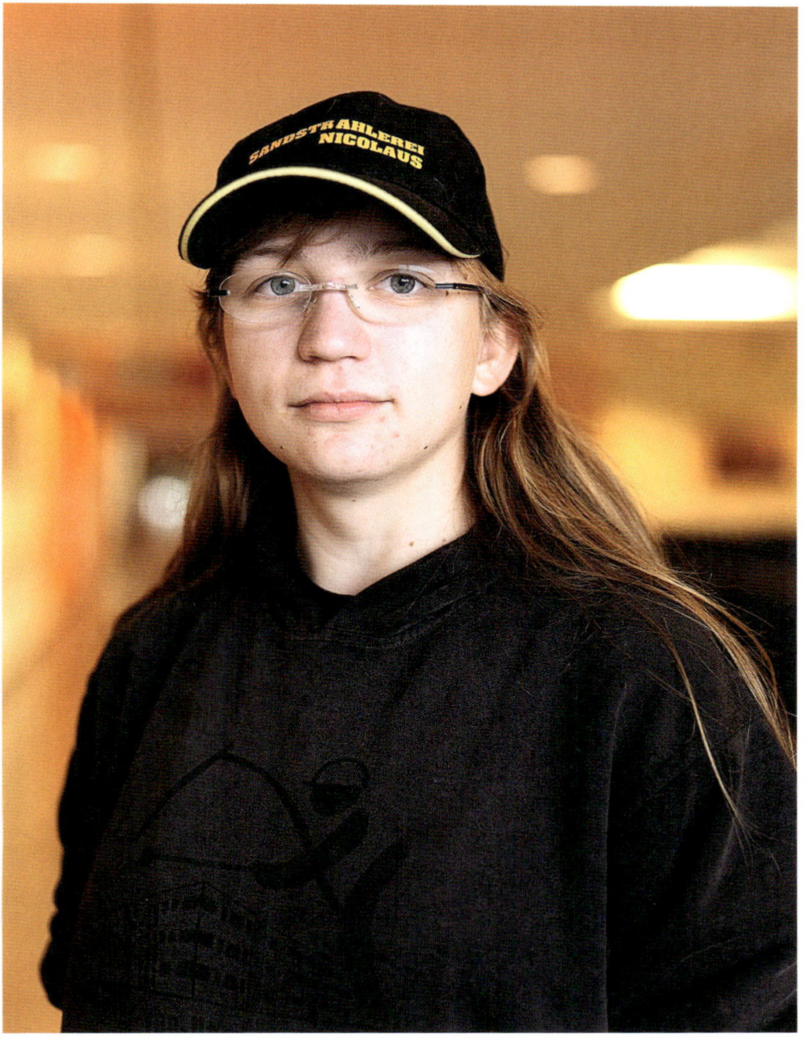
SANDSTRAHLEREI
NICOLAUS

Mit meinen Freunden konnte ich während der Pubertät nicht über meine Krankheit sprechen. Sie waren zu sehr mit sich selbst beschäftigt und wollten sich nicht damit auseinandersetzen. Mittlerweile suche ich mir mein Umfeld bewusster aus. Wer sich für meine Krankheit interessiert, kümmert sich auch um mich. Diejenigen, die kein Interesse haben, können gerne so schnell wieder verschwinden, wie sie gekommen sind. Für mich ist meine Krankheit nichts Schlimmes, sondern das, was ich daraus mache. Ich finde sogar etwas Positives an ihr: Es ist durch sie einfacher, wahre Freunde zu finden.

Meine heutigen Freunde unterstützen mich sehr. Vor Kurzem musste ich nachts Blut husten. Ich rief einen Freund an, der mich beruhigte und mich auch mitten in der Nacht ins Krankenhaus gefahren hätte. So sollte es ja auch sein in einer Freundschaft. Zu neunzig Prozent bin ich mit Männern befreundet, Frauen zicken so viel rum. Ich bin eine Person, die immer viel zurücksteckt. Männer sind allgemein auch so gestrickt, Frauen eher nicht. Auch mit Gleichaltrigen ist es schwierig, weil sich bei ihnen noch alles um sie selbst dreht. Für mein Alter bin ich etwas reifer als andere – wahrscheinlich, weil ich mehr Verantwortung für mich tragen muss.

Ich habe Mukoviszidose. Das ist ein Gendefekt, der rezessiv vererbt wird. Alle schleimbildenden Drüsen im Körper produzieren zu viel und zu zähen Schleim. Mit zehn Jahren wurde bei mir eine Leberzirrhose festgestellt, deswegen musste im Jahr 2009 meine Leber transplantiert werden. Das erste Mal hat mein Körper die neue Leber abgestoßen; mit der zweiten war er einverstanden. Von den acht Wochen, die ich wegen der Transplantation im Krankenhaus verbringen musste, kann ich mich an etwa drei nicht mehr erinnern. Ich war so vollgepumpt mit Medikamenten, dass ich einen Filmriss hatte.

Für mich ist meine Krankheit nichts Schlimmes, sondern das, was ich daraus mache.

Als ich mit sechs Jahren meine Diagnose erfuhr, war vor allem die plötzlich tägliche Medikamenteneinnahme eine extreme Umstellung für mich. In der Schule wurde ich oft wegen meiner Krankheit gemobbt. Ich war klein und dünn, hatte aber einen Kugelbauch, und wurde von den Lehrern oft so vorsichtig wie eine Kristallfigur behandelt. Dadurch ist aufgefallen, dass ich anders war. Bei meinem kleinen Bruder wurde die Krankheit ebenfalls festgestellt. Uns hat geholfen, dass wir wenigstens alles gemeinsam durchmachen konnten. Heute steckt er mitten in der Pubertät und wir sind uns eher fremd. Doch wenn es hart auf hart kommt, stehen wir immer noch füreinander ein. Meine Eltern waren damals fix und fertig. Der Arzt sagte schließlich zu ihnen, dass ich und mein Bruder nie so alt werden würden, wie sie es zu diesem Zeitpunkt waren. Sie kümmern sich auch heute noch sehr um uns und machen sich ständig Sorgen. So sind Eltern wohl. Auch bei ihnen hat sich der Freundeskreis verändert. Einige sind auf Abstand gegangen, weil sie nicht verstehen konnten, dass meine Eltern sich so aufopfernd um uns kümmerten anstatt uns in ein Heim zu geben.

Irgendwann möchte ich selbst Kinder haben. In der Krankheit sehe ich dabei kein Hindernis. Allerdings mache ich mir Sorgen darüber, wie lange ich es mit dem Kind schaffen werde. Ich möchte nicht, dass es mit zehn Jahren ohne Mutter dasteht. Deshalb brauche ich einen guten Partner, jemanden, der sich um mich kümmert – aber auch nicht zu viel. Ich bin sehr selbständig und will mir immer beweisen, dass ich alles allein bewältigen kann. Mein Partner sollte sich Gedanken machen, aber keine Angst vor der Zukunft haben. Es muss irgendwie eine Gratwanderung zwischen allem sein.

> Momentan bin ich wunschlos glücklich mit meinem Leben.

Ich kann Leute verstehen, die mit kranken Menschen nicht umgehen können oder wollen. Sie haben Angst, denke ich. Angst davor, dass ihre Gefühle verletzt werden könnten, wenn sie sich auf eine Person einlassen, die schwer krank ist. Ich selbst habe nicht wirklich Angst vor der Zukunft oder dem Tod. Momentan bin ich wunschlos glücklich mit meinem Leben. Ich bin jemand, der heute lebt und über morgen nicht nachdenkt.

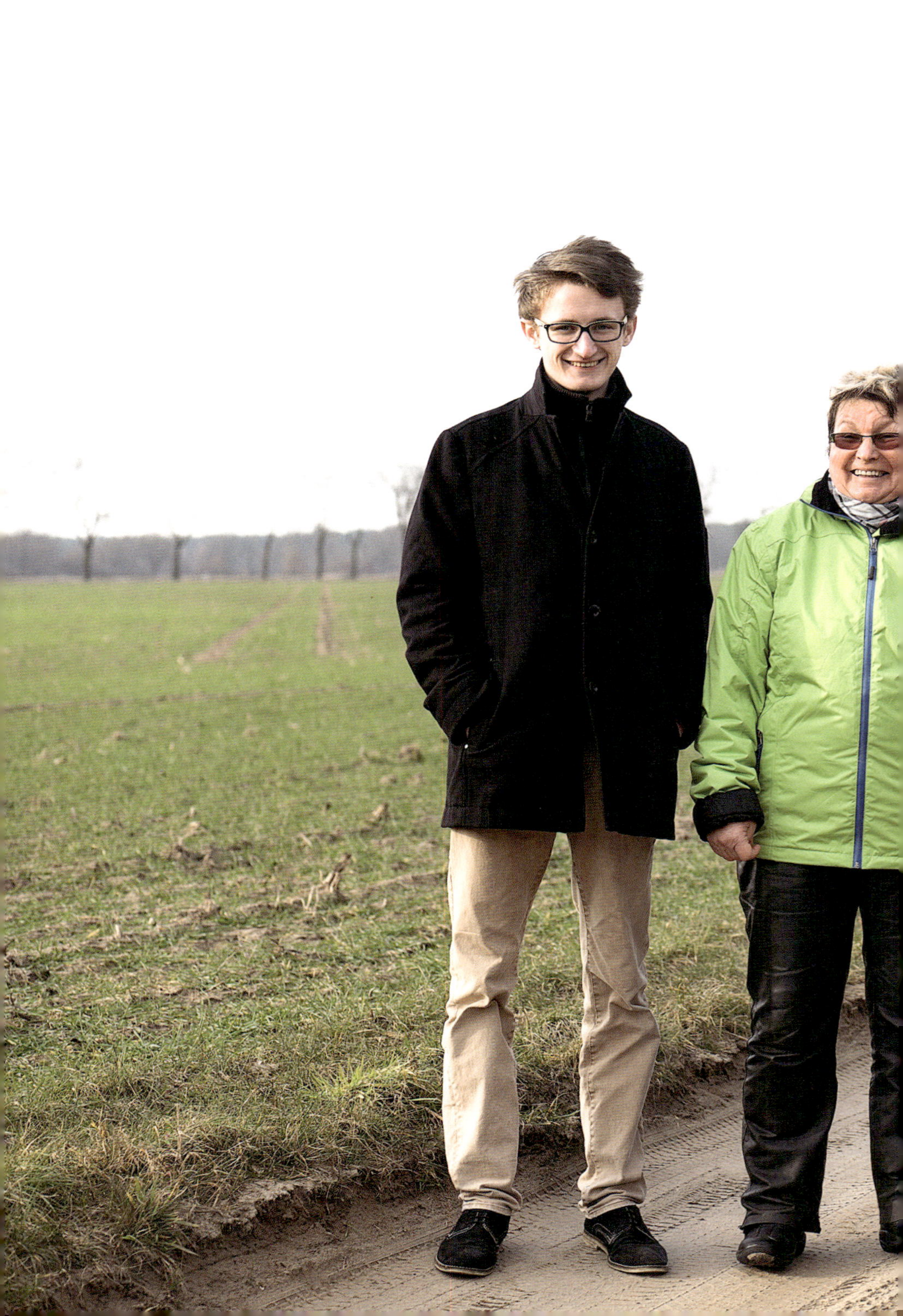

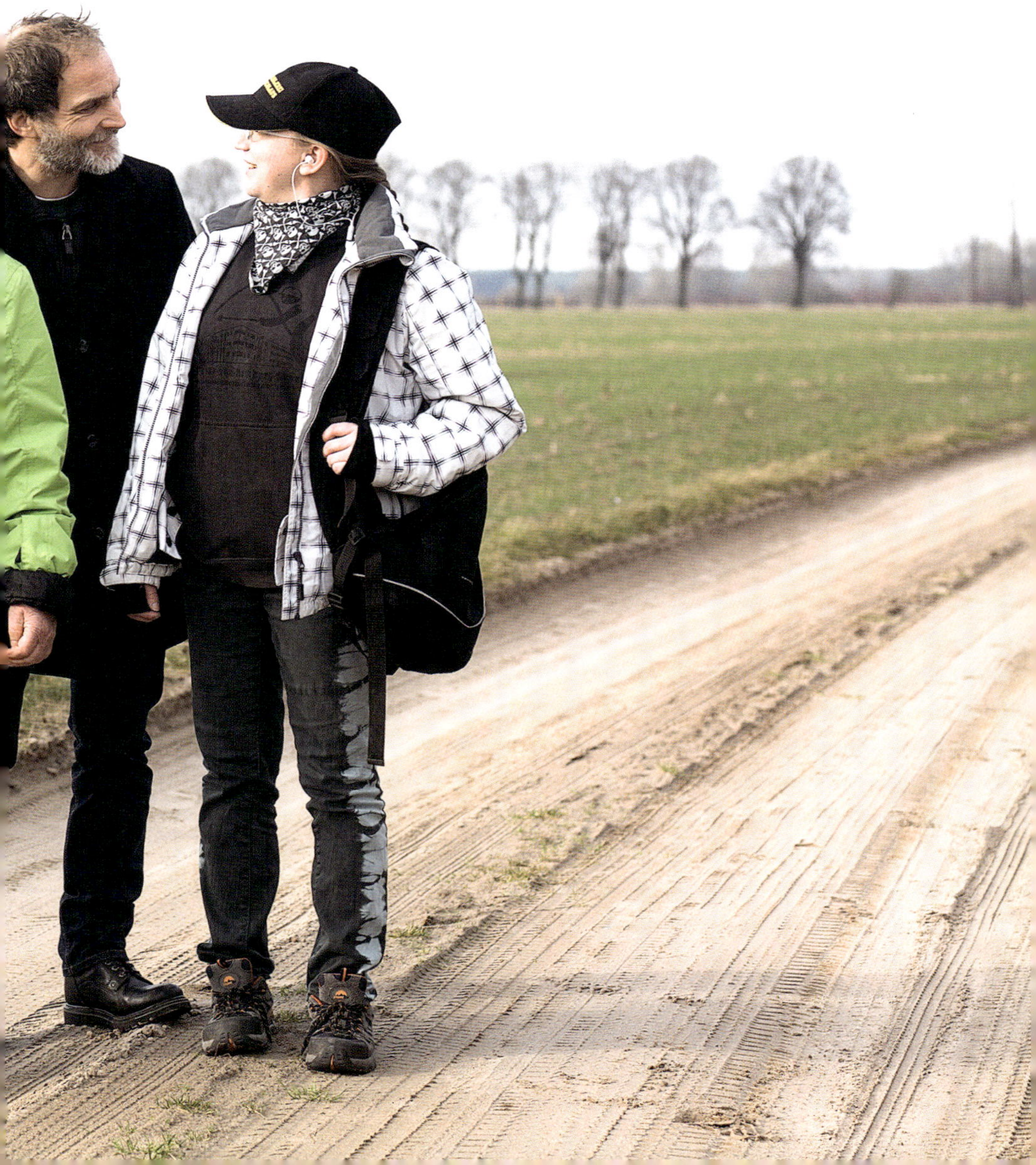

Irmgard

Zuständig für die Koordination in Buch und ehrenamtliche Familienbegleiterin, unter anderem bei Andrea

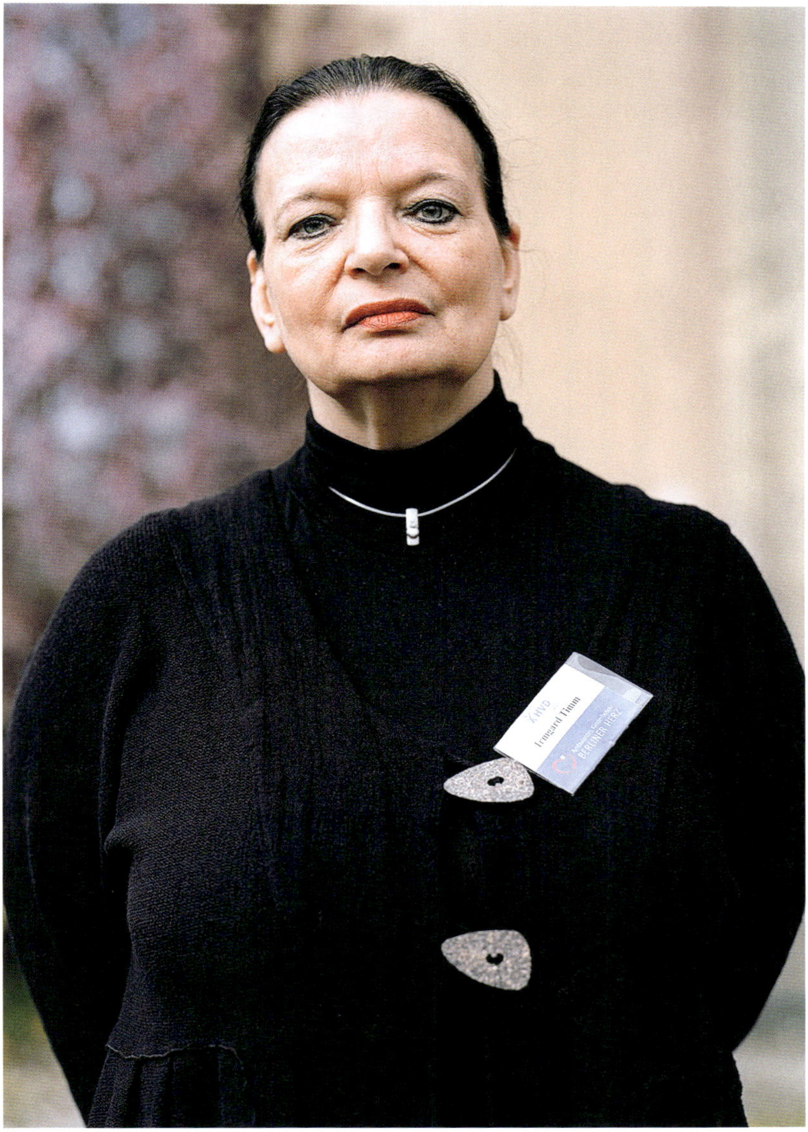
Irmgard Timm
BERLINER HERZ

> Wenn ein Kind leuchtende Augen bekommt oder mir vor Freude in die Arme springt, bin ich glücklich.

Früher habe ich als Diplom-Kauffrau gearbeitet. Ich liebe Zahlen, war sehr erfolgreich und habe mein Leben in vollen Zügen genossen. Mutter wollte ich nie werden. Als ich aber mit achtunddreißig Jahren meinen Sohn bekam, war es wunderschön, für jemand anderen da zu sein. Plötzlich war ich nicht mehr allein, es ging nicht mehr nur um mich. Ich lernte, mich zurückzunehmen. Meine heutige Arbeit als Ehrenamtliche ist eine Weiterführung davon. Mein Sohn ist inzwischen erwachsen und schreibt seine eigenen Geschichten.

Nachdem ich aufgehört hatte zu arbeiten, wollte ich etwas völlig anderes machen als vorher und begann eine Ausbildung als Altenpflegerin. Durch Zufall stieß ich in dieser Zeit auf das Berliner Herz und begann als Familienbegleiterin zu arbeiten. Mir gefällt es, anderen Menschen etwas zu geben; außerdem bekomme ich viel von ihnen zurück. Wenn ein Kind leuchtende Augen bekommt oder mir vor Freude in die Arme springt, bin ich glücklich. Andrea und ihren Bruder betreue ich seit acht Jahren. Sie sind nicht wie die eigenen Kinder, aber es ist dem inzwischen sehr ähnlich. Auf jeden Fall sind sie und ihre Eltern gute Freunde für mich geworden.

Andrea und Willi haben sich mittlerweile so gut entwickelt, dass man sie als »Vorzeigemukos« (Vorzeige-Mukoviszidose-Kranke) bezeichnen könnte. Das ist auch ein Verdienst ihrer Eltern, von denen sie immer wie normale Kinder behandelt wurden. Als ich Andrea kennenlernte, war sie in dem Stadium, in dem ihre Leber versagte. Sie war das Kind, das nach Ammoniak roch. Außerdem hat das Leberversagen sie sehr müde gemacht und sie konnte sich schlecht konzentrieren. Nachdem ein Spender gefunden worden war und sie die Transplantation hinter sich gebracht hatte, erholte sie sich wunderbar. Sie ist kurz darauf wieder zur Schule gegangen.

Ein halbes Jahr vor dem Abitur erzählte Andrea plötzlich, dass sie die Schule abbrechen wird. So kurz vor dem Abschluss –

ihre Eltern und ich konnten es nicht fassen. Alles Zureden half nichts: Sie fing eine Lehre an. Heute zeigt sich, dass sie damals die richtige Entscheidung getroffen hat. Sie ist glücklich und gut in ihrem Job. Andrea wusste immer schon genau, was sie will. Als sie dann mit Anfang zwanzig zu Hause auszog, war das für ihre Mutter ein Schock. Sie hatte sich immer um ihre kranke Tochter gekümmert, plötzlich war diese ganz »normal« und selbstständig.

Einmal im Jahr muss Andrea ins Krankenhaus und bekommt zwei Wochen lang eine Antibiotika-Infusion. Letztes Jahr fand in dieser Zeit eine Rallye statt, an der Andrea teilnehmen wollte. Sie fuhr mit einer Kanüle im Arm mit und berichtete am Montag im Krankenhaus stolz, dass sie den zweiten Platz belegt hatte. Ich bestärke sie in solchen Dingen. Sie soll leben und mitnehmen, so viel sie kann. Wann, wenn nicht jetzt? Irgendwann muss Andreas Leber wieder transplantiert werden. Das Gute ist, dass sie eine Familie hat, die sich viel um sie kümmert.

Vor Andrea habe ich noch ein anderes Mädchen betreut, das an Mukoviszidose litt. Sie war erst zehn Jahre alt und starb zwei Jahre, nachdem wir uns kennengelernt hatten. Ihre Eltern liebten sie sicherlich sehr, setzten ihr aber nicht genug Grenzen: Wenn Marja ihre Medikamente nicht nehmen oder keinen Sport machen wollte, musste sie das auch nicht. Sie hätte weiterleben können, wenn ihre Eltern den Mut gehabt hätten, ihr den Weg zu zeigen. Drei Tage vor ihrem Tod organisierte das Berliner Herz noch einen Einkaufsgutschein für die Kleine. Sie kaufte alles in Pink.

> Es war surreal:
> Sie lag dort wie Schneewittchen, mit pinken Nägeln und einem rosigen Teint, perfekt frisiert und geschminkt.

Besonders beeindruckt hat mich der Tod des ersten Mädchens, das ich betreut habe. Sie war Anfang zwanzig und ebenfalls an Mukoviszidose erkrankt. Ich begleitete sie vier Jahre lang. Am

Ende versagten ihre Leber und Lunge. Sie lag lange im Krankenhaus, zum Schluss auf der Intensivstation. Nichtsdestotrotz war sie immer stark geschminkt und zurechtgemacht. Als ich bei ihr im Zimmer saß und ihr sagte, dass es schon wieder werden würde, strahlte sie mich an und meinte: »Ich kann aber nicht mehr.« Zwei Stunden später ist sie gestorben. Es war so surreal: Sie lag dort wie Schneewittchen, mit pinken Nägeln und einem rosigen Teint, perfekt frisiert und geschminkt. Ich hatte mir immer vorgestellt, dass ein Mensch, der stirbt, alt und abgekämpft aussieht – aber doch nicht ein so junges und schönes Mädchen. Diesen Anblick werde ich nie vergessen.

Jeder Tod geht mir nahe.

Jeder Tod geht mir nahe. Aber ich versuche, die Trauer nicht so sehr an mich herankommen zu lassen, sonst kann ich für die anderen nicht mehr da sein. Ich spreche viel darüber, um es zu verarbeiten, oder gehe mit meinem Hund lange im Wald spazieren. Irgendwann merke ich, dass es in Ordnung ist und ich wieder zur Ruhe komme.

Neben den Familien, die ich betreue, fahre ich zwei- bis dreimal in der Woche nach Buch und spreche mich mit den Ärzten und der Erzieherin Kerstin ab. Anfangs waren alle skeptisch hinsichtlich der Zusammenarbeit; erst mit der Zeit haben die Krankenhausangestellten gemerkt, dass die Unterstützung des Berliner Herz eine Bereicherung ist. Gerade im Krankenhaus langweilen sich die Kinder oft und sind dankbar für jegliche Art von Ablenkung.

Katrin

Mutter von Elias

Elias hat eine schwere Form der Epilepsie und ist dadurch retardiert. Katrin kämpft momentan mit einer Chemotherapie gegen Lungenmetastasen ihres Brustkrebses.

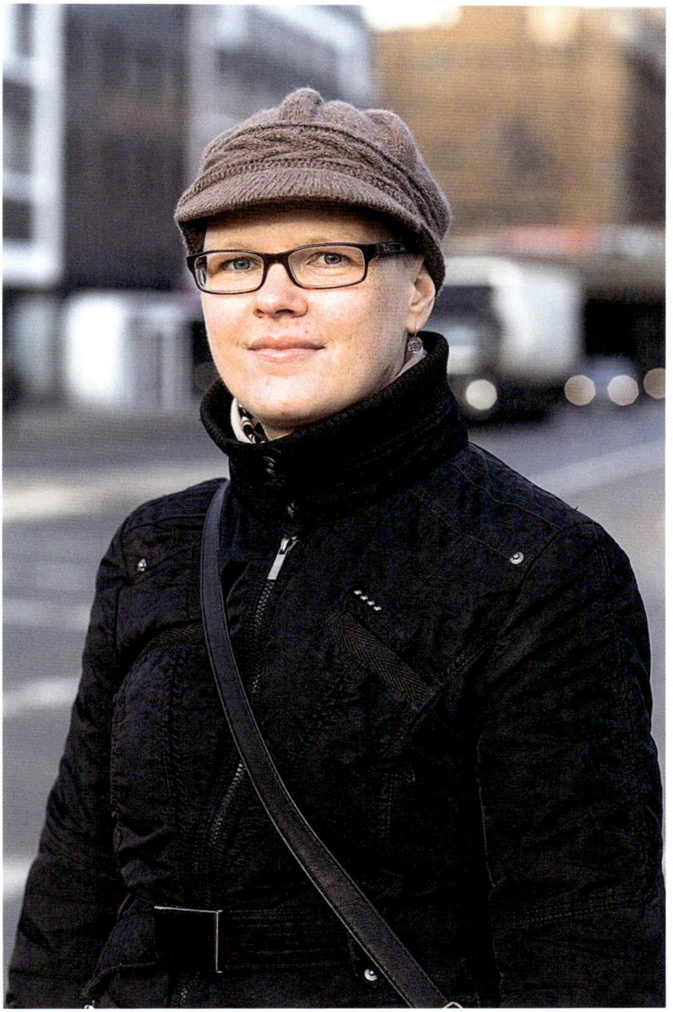

Ich tue, was getan werden muss.

Ich hadere nicht mit meinem Schicksal oder beklage mich darüber, dass es unfair ist, ein krankes Kind zu haben und selbst krank zu sein. Das nützt mir nichts. Ich tue, was getan werden muss, und denke nicht viel darüber nach. Denn sonst werde ich nur negativ – und das möchte ich nicht. Ich war schon immer ein sehr positiver Mensch. Als ich die Diagnose meiner Krankheit bekam, habe ich einen Abend mit meinem Mann zusammen geweint. Aber dann biss ich die Zähne zusammen. Elias hat mir dabei sehr geholfen, weil er mich auf andere Gedanken gebracht hat.

Bevor ich Elias bekam, habe ich in Molekularbiologie promoviert und war anschließend als wissenschaftliche Mitarbeiterin angestellt. Heute bin ich arbeitsunfähig und das ist schwer für mich zu akzeptieren. Ich hatte immer den Wunsch, zum Lebensunterhalt meiner Familie beizutragen. Jetzt steht für mich an erster Stelle, viel Zeit mit Elias zu verbringen. Im Gegensatz zu früher habe ich mich nicht so sehr verändert, sondern nur einen anderen Fokus bekommen. Ich habe gemerkt, wie stark ich sein kann, aber musste auch lernen, dass ich einige Dinge nicht schaffe.

Als Elias vier Monate alt war, hat er eines Abends angefangen, mit den Armen und Beinen zu zucken. Wir sind in die Notaufnahme gefahren, wo die Ärzte sofort losrannten, nachdem sie einen Blick auf Elias geworfen hatten. Er zuckte inzwischen am ganzen Körper. Die Ärzte gaben ihm nach einem bestimmten Schema so lange Medikamente, bis die Zuckungen aufhörten. Danach waren wir noch wenige Tage auf der Intensivstation, bis wir sicher sein konnten, dass er nicht gleich wieder Anfälle bekommt. Anschließend hatte er im Abstand von ein paar Wochen immer wieder Anfälle.

Mit sechs Monaten musste Elias mehrere Monate lang ins Krankenhaus. Dort hat er auf der Intensivstation wochenlang ohne Unterlass gezuckt. Irgendwann haben die Ärzte ihn mithilfe von Narkose in den künstlichen Schlaf versetzt, damit sein Körper zur Ruhe kommt und sie Zeit haben, neue Medikamente einzudosieren. An diese Monate im Krankenhaus kann ich mich kaum noch erinnern. Ich weiß noch, wie ich weinend neben Elias' kleinem Bett saß und die Ärzte angefleht habe, etwas zu tun. Oder wie ich mit ihm gekuschelt und ihm stundenlang »My Bonnie is over the ocean« vorgesungen habe. In der Hoffnung, dass er es schafft, einzuschlafen. Denn immer, wenn er fast schlief, wurde er durch einen Krampf wieder wach.

Nachdem Elias viel untersucht und getestet wurde, bekommt er jetzt eine Medikamentenkombination, die ihn halbwegs stabil hält. Auch seine Anfälle sind momentan nicht mehr so dramatisch. Er lächelt uns wieder an und isst, manchmal sogar eine ganze Mahlzeit. Wenn er sich wohlfühlt, ist er ein Sonnenschein. Dann tut er mir richtig gut. Vom Entwicklungsstand her ist er nach wie vor auf dem Stand von etwa vier Monaten. Die Medikamente haben vieles unterdrückt. Anfangs haben wir die Tragweite seiner Krankheit noch nicht realisiert. Wir dachten, dass kommt schon wieder in Ordnung. Die Hoffnung haben wir auch heute noch.

Als Elias zehn Monate alt war, habe ich gemerkt, dass ich Brustkrebs habe. Da ich wusste, dass diese Art von Krebs heilbar ist, begann ich die Therapie recht hoffnungsvoll. Während der Chemotherapie haben meine Mutter und meine Schwester mir viel mit Elias geholfen. Dafür bin ich ihnen sehr dankbar. Im Nachhinein empfand ich es jedoch als zu viel verlangt, mein Kind, das eine Vollzeitpflege benötigt, in die Hände der beiden gegeben zu haben.

Nach mehreren Brust-OPs bekam ich so starke Kopfschmerzen, dass ich nicht mehr geradeaus laufen konnte. Die Diagnose lautete dann Gehirntumor. Es hieß, ich müsse sofort operiert werden. Ich wusste nicht, wo ich Elias diesmal unterbringen sollte. Denn mein Mann konnte sich nicht um Elias kümmern und unserer Familie wollten wir die Betreuung nicht mehr aufbürden. Ein Arzt erwähnte das Kinderhospiz Berliner Herz, das wir uns gleich anschauten. Es war sehr schön dort, trotzdem war es hart, unser Kind in die Hände von Fremden zu geben. Da wir

Es war hart, unser Kind in die Hände von Fremden zu geben.

keine andere Wahl hatten, haben wir es dennoch getan. Schlussendlich lag ich dann auch wirklich beruhigt im Krankenhaus. Es folgte meine Gehirn-OP, eine Bestrahlung und anschließend die Reha. Schon länger plagte mich zudem ein Bluthusten. Als ich um eine Untersuchung bat, wurde mir immer wieder gesagt, es würde nicht wie Krebs aussehen. Erst drei Monate später wurde ein Lungenkrebs festgestellt. Gleichzeitig entdeckten die Ärzte auch noch einen Tumor im Großhirn auf dem Sehnerv. Durch ihn konnte ich auf dem rechten Auge kaum noch etwas sehen. Der Tumor wurde bestrahlt und die Krebszellen sind abgestorben, aber die toten Zellen sind noch da. Ich kann auf dem Auge also immer noch nicht richtig gucken. Momentan befinde ich mich noch in der Chemotherapie gegen meinen Lungenkrebs. Die Ärzte möchten ihn aufhalten. Es ist aber nicht sicher, ob sie mich komplett heilen können.

Durch die Schicksalsschläge haben mein Mann und ich viel übereinander gelernt, was uns einander noch nähergebracht hat.

Meinem Mann Maik tut es sehr weh, Elias zu sehen, wenn es ihm schlecht geht. Er fühlt sich hilflos. Ich möchte dann auch ihn beschützen, weil es ihm so nahegeht. Maik hat eine ganz besondere Bindung zu unserem Sohn. Wenn es Elias gut geht, haben die beiden immer viel Spaß zusammen. Elias genießt es sehr, mit seinem Papa zusammen zu sein. Maik sieht auch eher die kleinen positiven Dinge, etwa, wenn Elias lacht, oder die winzigen Fortschritte in seiner Entwicklung. Er ist, wie ich früher, sehr ehrgeizig und arbeitet viel. Ich finde es schön, dass Maik etwas hat, was ihm Spaß macht und ihn auf andere Gedanken bringt.

Durch die Schicksalsschläge haben mein Mann und ich viel übereinander gelernt, was uns einander noch nähergebracht hat. Ich war noch nie so glücklich mit ihm wie heute. Man kann es sich eigentlich gar nicht vorstellen unter all den Umständen, aber es ist so.

Ich glaube, wir haben nur geschafft, die Situation bis hierher zu bewältigen, weil wir so tolerant miteinander waren. Das ist der einzige Weg, denke ich. Sonst geht alles kaputt. Mir war immer wichtig, dass ich hinter Maik stehe. Oft war es ja so, dass ich mich um Elias gekümmert habe und gefragt wurde, wo denn der Vater ist. Ich musste ihn immer verteidigen, dabei ist es genau so richtig, wie es ist. Maik ist mir eine große Stütze und er ist für Elias da, wenn es ihm gut geht. Ich weiß, wie schwierig es ist, als Paar eine solche Situation durchzustehen. Deswegen bin ich sehr stolz darauf, dass wir das so gut meistern.

Ich bin nicht sicher, ob ich den Krebs überleben werde. Angst vor dem Tod habe ich nicht, nur vor der Phase davor. Die würde ich gerne auslassen. Ich vermute, nach dem Tod spüre ich nichts mehr. Das würde mich also nicht mehr betreffen. Wenn ich mir vorstelle, dass ich meinen Mann und Elias alleinlasse, dann weine ich. Das ist die einzige Vorstellung, die ich nicht ertragen kann.

Tine

Mutter von Katrin,
Oma von Elias

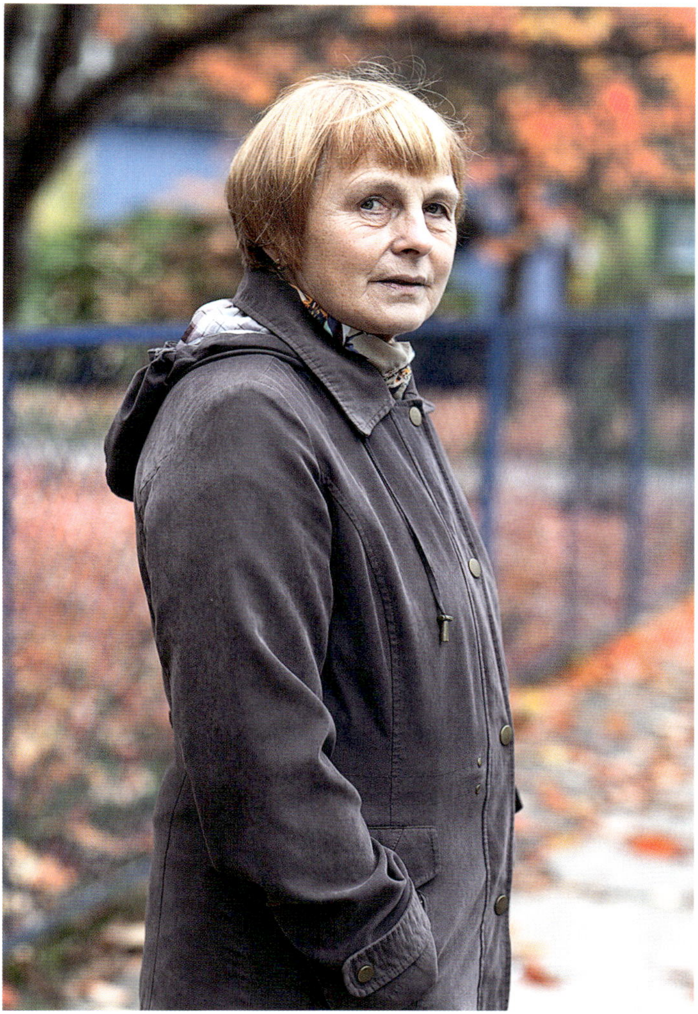

Ich habe gelernt, zu akzeptieren, dass es ist, wie es ist.

Warum wir? Das ist eine Frage, die ich mir oft stelle. Wenn ich andere Mütter in der Bahn sehe, die wenig liebevoll mit ihren Kindern umgehen, frage ich mich das erst recht. Das Glück, ein Kind zu haben, ist so groß – der Schlag zu verkraften, dass es krank ist, so schwer.

Als ich Katrin bekam, war ich unglaublich dankbar, aber auch wegen jeder Kleinigkeit sehr ängstlich. Jetzt weiß ich, dass das Unsinn war. Katrin ist erst heute so schwer krank, dass man sich sorgen muss. Damals hatte ich noch gar keinen Grund. Ich betrachte das Leben mittlerweile aus einer ganz anderen Perspektive als früher.

Schon seit vielen Jahren leide ich an Depressionen. Als Elias krank wurde, fühlte ich mich dadurch als Oma schnell überfordert: Seine Krankheit machte mich noch niedergeschlagener, weil ich solche Angst um ihn hatte. In einer Nacht hatte Elias einen so schlimmen Anfall, dass ich nicht wusste, wie ich reagieren sollte. Ich hätte die Nerven verloren, wenn meine Tochter Jana nicht bei uns gewesen wäre. Ich dachte, mit Elias geht es zu Ende.

Ich habe viel mit Freundinnen und meinem Psychiater über Elias und Katrin gesprochen. Einiges ist mir dadurch bewusster geworden. Ich habe gelernt, zu akzeptieren, dass es ist, wie es ist. Und dass es auch wichtig ist, mein eigenes Leben nicht zu vergessen. Im Sommer bin ich am Wochenende mit meinem Mann im Garten und weniger bei Elias. Zudem versuche ich, meine Freundschaften weiterzuführen und mich nicht zu verstecken. Ich rede ganz viel über das, was mich beschäftigt.

Wenn Elias mich anstrahlt, versuche ich, diesen Moment ganz tief in mein Herz zu bringen.

Mittlerweile tut es mir unglaublich gut, mich um Elias zu kümmern. Ich schalte ab, wenn ich bei ihm bin. Früher habe ich mich hauptsächlich mit der Arbeit identifiziert. Heute sehe ich es als meine

Lebensaufgabe, mich um ihn zu kümmern. Das Schönste an meinem Enkel sind seine Augen und sein Lächeln. Er sieht Katrin so ähnlich. Wenn er mich anstrahlt, versuche ich, diesen Moment ganz tief in mein Herz zu bringen.

Die Diagnose von Katrins Brustkrebs war sehr schockierend für mich. Eine gute Freundin von mir ist vor einigen Jahren an dieser Krankheit verstorben. Etwa ein Jahr nach Katrins Diagnose wurde auch bei mir ein Brustkrebs entdeckt. Zum Glück war der Tumor recht klein und konnte schnell entfernt werden.

Ich wusste damals überhaupt nicht, wie ich mit meiner Tochter über ihre Krankheit reden soll. Wenn ich mich dennoch getraut habe, sie etwas im Detail zu fragen, ist es ihr auch schwergefallen, sich zu öffnen, weil sie weiß, dass ich psychisch nicht sehr stabil bin. Wir sprachen deswegen eher über Organisatorisches. Allerdings gingen meine Gespräche mit Katrin nie wirklich in die Tiefe, auch nicht bevor das alles passiert ist.

Damals wollte ich unbedingt helfen und habe Ratschläge erteilt, die nicht als Rat, sondern eher als Schläge angekommen sind. Ich habe Katrin zum Teil derart bedrängt, dass es schon grenzwertig war. Heute weiß ich, dass ich mich viel zu viel in Dinge eingemischt habe, die mich nichts angehen.

Wenn Katrins Mann Maik abends spät nach Hause kam und ich mich dazu kritisch äußerte, hat sie ihn immer verteidigt. Inzwischen habe ich gemerkt, dass sie es unter sich ausmachen. Die Beziehung der beiden ist anders als es damals bei uns war, dennoch ist sie sehr stabil. Zudem bin ich als Oma nicht für alles verantwortlich. Die beiden treffen ihre Entscheidungen selbst und melden sich, wenn sie Hilfe brauchen. Ich halte mich jetzt bewusst zurück, damit wir weiter ein gutes Verhältnis zueinander haben.

Katrin hat Dinge immer schon selbstbewusst angepackt und geschafft. Doch heute ist sie noch stärker geworden. Sie setzt sich durch und fordert Sachen für Elias ein, sagt auch mal ein schärferes Wort. So habe ich sie vorher nicht gekannt. Dafür bewundere ich sie. Ich bin auch beeindruckt davon, dass sie so optimistisch bleibt und sich viel Zeit für Elias nimmt. Für Katrin ist es wichtig, dass es ihm gut geht – dann geht es auch ihr gut. In bestimmten Situationen ist sie aber auch unausgeglichener als früher: Sie gibt etwa eine schnippische Antwort oder sagt zu mir: »Geh mal weg.« Das tut weh, aber ich verstehe, warum sie so ist.

Ich habe riesige Angst davor, dass das Kind, das ich auf die Welt gebracht und begleitet habe, sterben könnte – während ich noch lebe. Das kann nicht sein, das darf nicht sein. Es ist unvorstellbar. Wenn es soweit wäre, hätte ich meiner Tochter noch nicht alles gesagt. Ich würde mich gerne dafür entschuldigen, dass ich in der Zeit zwischen ihrem vierzehnten und zwanzigsten Lebensjahr für sie aufgrund meiner Depression manchmal so fern war. Erst vor Kurzem hat mich Katrin selbst direkt darauf angesprochen: Wenn es mit ihr nicht gut ausgehen sollte, würden wir doch den Maik nicht im Stich lassen? Das würden wir nicht. Für Elias würde ich stark bleiben. Er braucht mich. Das würde mir Kraft geben. Aber wenn Katrin sterben würde, wäre da erst einmal ein tiefes, tiefes Loch.

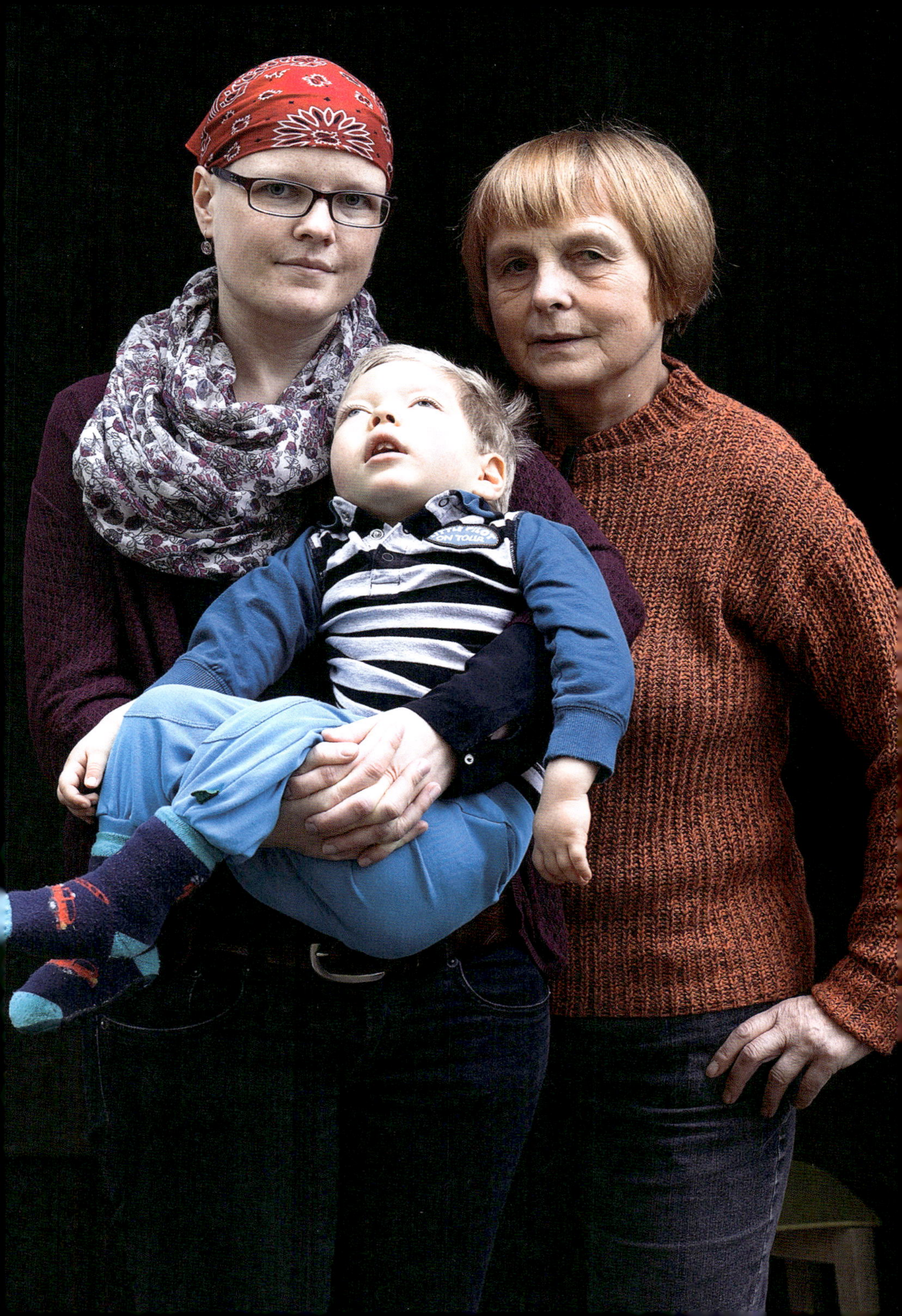

Anastasia

Mutter von den Zwillingen David und Gabriel

Durch eine Überversorgung
in der Gebärmutter ist Gabriel
halbseitig gelähmt.

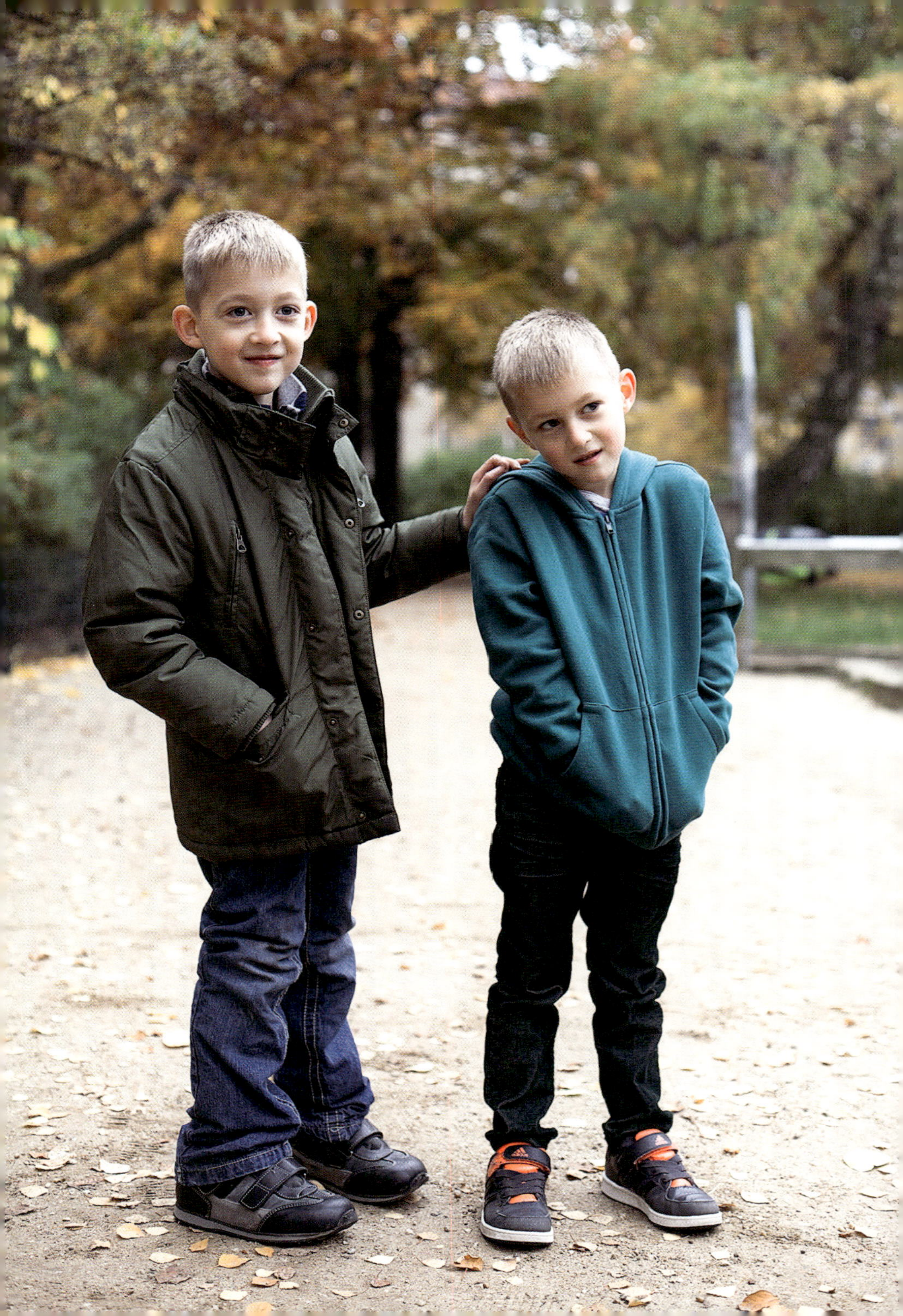

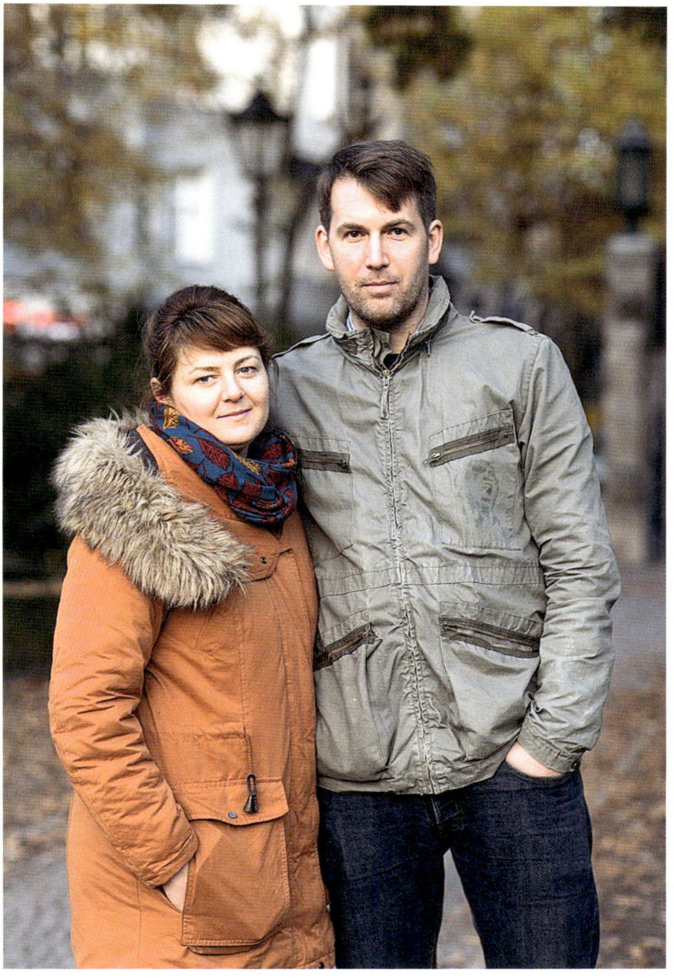

Früher sind auch nicht gleich alle zum Arzt gegangen, nur weil sie schwanger waren.

Eigentlich bin ich ein sehr positiver Mensch. Das war ich immer schon. Seit der Geburt der Kinder ist das jedoch anders. Inzwischen habe ich sogar Angst, Zynikerin zu werden.

Mein Leben kam mir stets leicht vor. Ich war beruflich erfolgreich, hatte soziale Kontakte und war glücklich mit meinem Partner. Sorgen machte ich mir eigentlich nie. Worüber auch? Es lief ja alles bestens. Ich war jung und unbeschwert. Das war auch noch so, als ich schwanger wurde. Es war nicht geplant, aber für mich dennoch der natürliche Lauf der Dinge. Nichts, worüber ich mich sorgen brauchte. Das hat sich geändert, als ich nach vier Monaten Schwangerschaft zum ersten Mal zum Arzt ging. Mein Bauch sah unförmig aus, deswegen wollte ich mich überhaupt untersuchen lassen, vorher gab es für mich keinen Grund dafür. Früher sind auch nicht gleich alle zum Arzt gegangen, nur weil sie schwanger waren. Ich bekam die Nachricht, dass ich eineiige Zwillinge erwarte. Das Fruchtwasser war ungerecht verteilt, dadurch wurde ein Kind über- und das andere unterversorgt. Eine Risikoschwangerschaft, viel mehr sagten die Ärzte nicht. Bei Kindern sind Ärzte extrem vorsichtig mit Zukunftsaussagen, sie weigern sich, zu erklären, was alles schiefgehen könnte.

Nach dem Arztbesuch fing es an mit den Sorgen. Mit meinem unförmigen Bauch saß ich zu Hause und wusste nicht, was ich machen sollte. Ich fühlte mich völlig alleingelassen und überfordert. Mit Freunden von der Arbeit gab es plötzlich keine Gemeinsamkeiten mehr. Bei ihnen lief das übliche Business, sie erzählten von spannenden Geschäftsreisen und interessanten Veranstaltungen. Bei mir hingegen drehte sich alles um meine Sorgen, Übelkeit und Arztbesuche. Wer wollte das schon wochenlang hören? Die Erkenntnis, absolut allein in Berlin zu sein, war hart. Die Familie meines Partners kannte ich bis dahin noch nicht und meine Mutter kam nicht auf die Idee, für ein paar Tage nach Berlin zu fahren, um mich zu unterstützen. Mir selbst Hilfe zu organisieren, kam mir nicht in den Sinn, obwohl eine psychologische Betreuung mir wahrscheinlich geholfen hätte. Schließlich bekam ich genauere Diagnosen vom Arzt: Ich werde keine normalen Drei-Kilo-Babys zur Welt bringen. Aha, dachte ich mir, und was kriege ich stattdessen, einen Hund oder was? Es könne auch sein, dass ein Kind für das Überleben des anderen getötet werden müsse, damit müsse ich mich auseinandersetzen, so der Arzt. In jedem Fall solle ich versuchen, die Kinder so lange wie möglich in meinem Bauch zu behalten.

Inmitten von Kanülen, Maschinen und Atmungsgeräten lagen zwei kleine, dünne Gestalten, die mich an Gollum aus »Herr der Ringe« erinnerten.

Ende des sechsten Monats musste ich meine Kinder per Kaiserschnitt auf die Welt bringen. Umringt von sechs Ärzten lag ich ab dem Hals wie gelähmt und zitternd vor Anspannung im Kreißsaal. Als das erste Kind draußen war, hörte ich nur einen Pieps. Fünf Minuten später beim zweiten das Gleiche. Ich durfte meine Kinder weder sehen noch anfassen. Eine Stunde nach der Geburt zeigte man mir ein Foto von ihnen. Inmitten von Kanülen, Maschinen und Atmungsgeräten lagen zwei kleine, dünne Gestalten, die mich an Gollum aus »Herr der Ringe« erinnerten. Noch eine weitere Stunde später wurde ich, geschwächt durch die Operation, im Rollstuhl in den Raum meiner Kinder gefahren. Alles blinkte und piepte, gefühlte tausend Apparate und Geräte wachten über das Leben meiner Kinder. In diesem Moment bekam ich zum ersten Mal eine Vorstellung davon, was mich die nächsten Monate im Krankenhaus erwarten würde. Ob meine Kinder überleben oder ob sie sich normal entwickeln würden, wusste ich nicht. Mir wurde klar, dass meine idealistischen Vorstellungen, die ich bis dahin von einer glücklichen Familie hatte, nichts mit der Realität zu tun hatten.

In den nächsten drei Monaten stand mein Erstgeborener David kurz vor einer Herzoperation. Sein Zustand besserte sich wie durch ein Wunder von selbst am Tag der geplanten OP und diese war damit nicht mehr nötig. Zum ersten Mal seit langer Zeit dachte ich, dass es noch so etwas wie Hoffnung gibt. Dafür hatte Gabriel, der Zweitgeborene und in der Gebärmutter Überversorgte, kurz vor der Entlassung für ein paar Sekunden einen Herzstillstand. Grund war ein Krankenhauskeim, der zu einer Infektion führte.

Ich hatte ein behindertes Kind. Eine lange Zeit konnte ich das nur schwer akzeptieren.

Nachdem meine Kinder dann den neunten Monat erreicht hatten, konnten wir – ausgerüstet mit Sauerstoffflaschen und kleinen Monitoren zur Überprüfung der Herzaktivitäten – das Krankenhaus verlassen. Die Monitore piepten und blinkten zur jeder Tages- und Nachtzeit. Wenn die Kinder nachts schwitzten, lösten sich die Sensoren von ihren Körpern und schlugen Alarm. Ständige Sorgen und der Schlafmangel zerrten an meinen Nerven. Sechs Monate später wurde offensichtlich, dass bei Gabriel die Entwicklung anders verlaufen würde als bei David. Ich hatte ein behindertes Kind. Eine lange Zeit konnte ich das nur schwer akzeptieren.

Ich bin ein Mensch, der gerne alles unter Kontrolle hat. Im Falle meiner Kinder ist das unmöglich. Niemand weiß, was morgen sein wird. Es hat Jahre gedauert, bis ich geschafft habe, das anzunehmen.

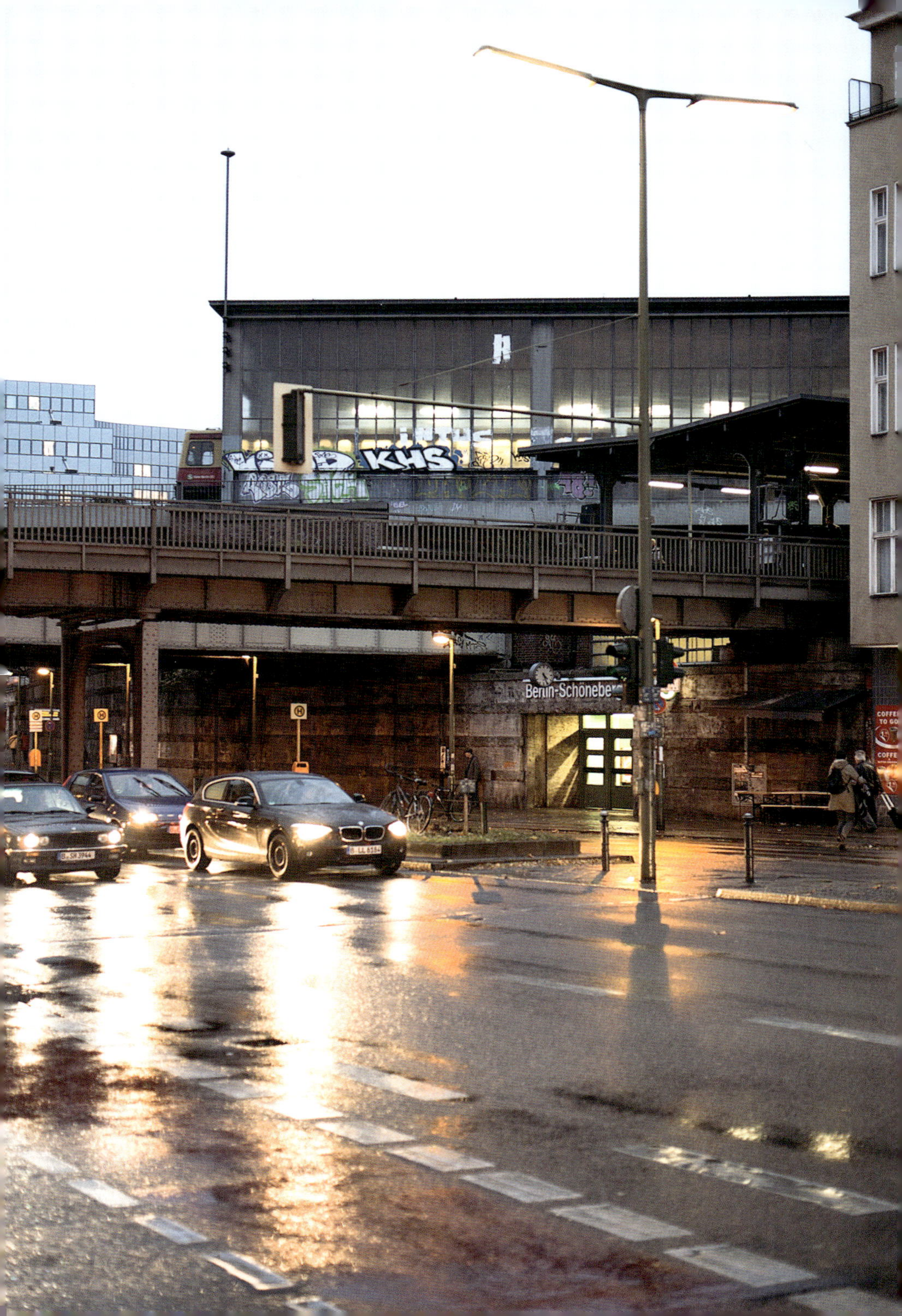

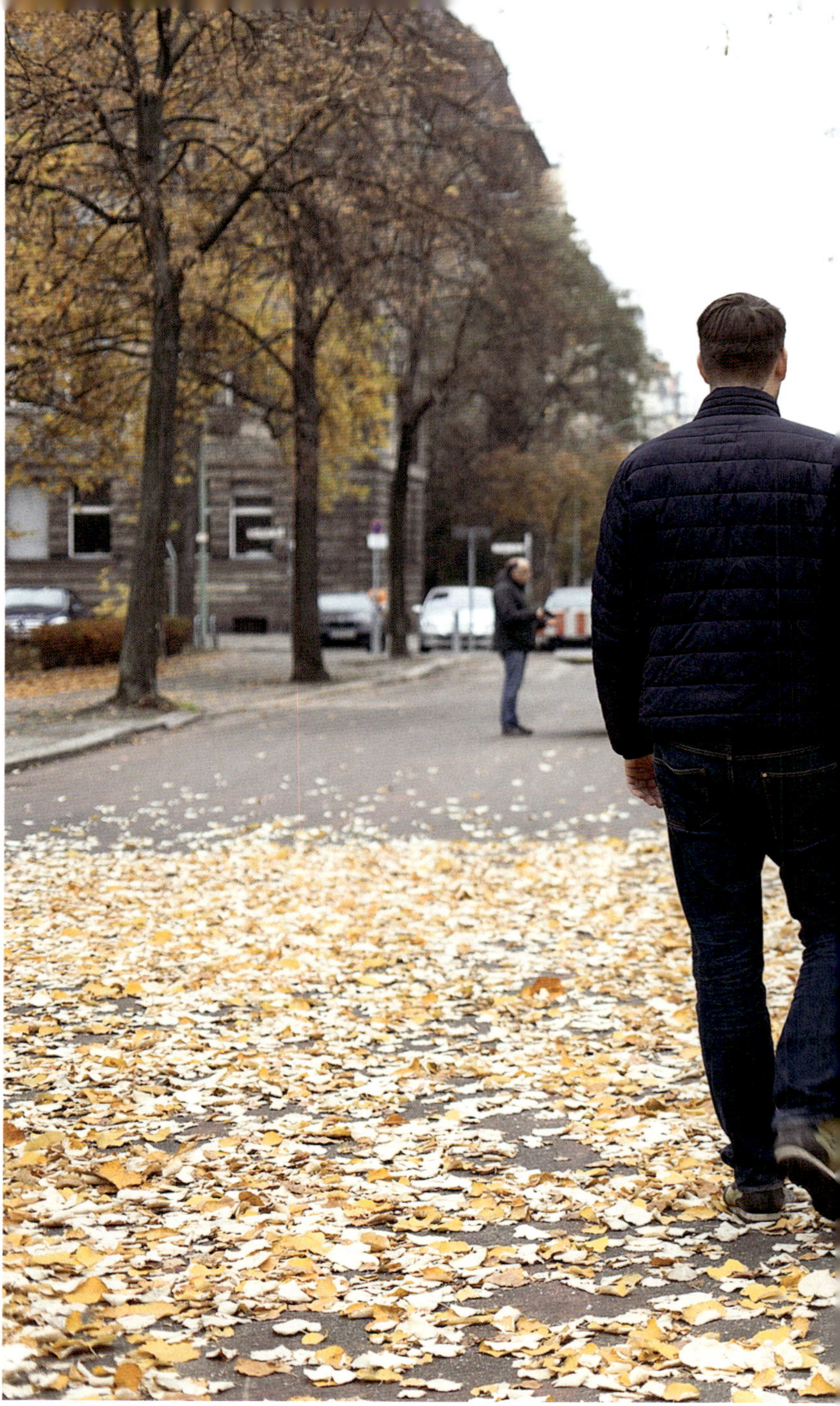

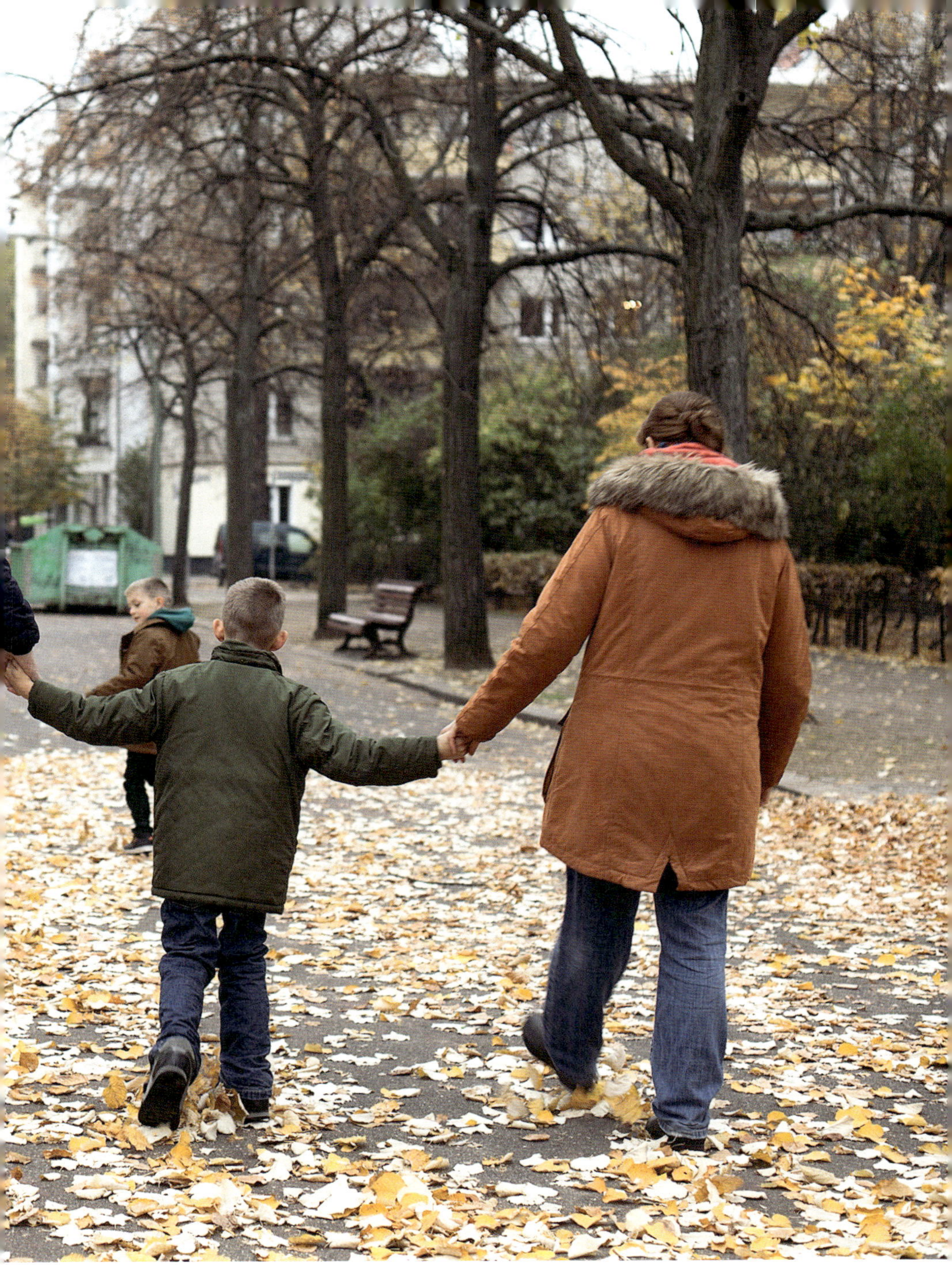

Renée

Vater von Tim, Tobias und Bennet und Koch des Berliner Herz

Tim leidet seit seinem ersten Lebensjahr an einer nicht diagnostizierten Krankheit, die sich in epileptischen Krämpfen und einer Unterentwicklung äußert.

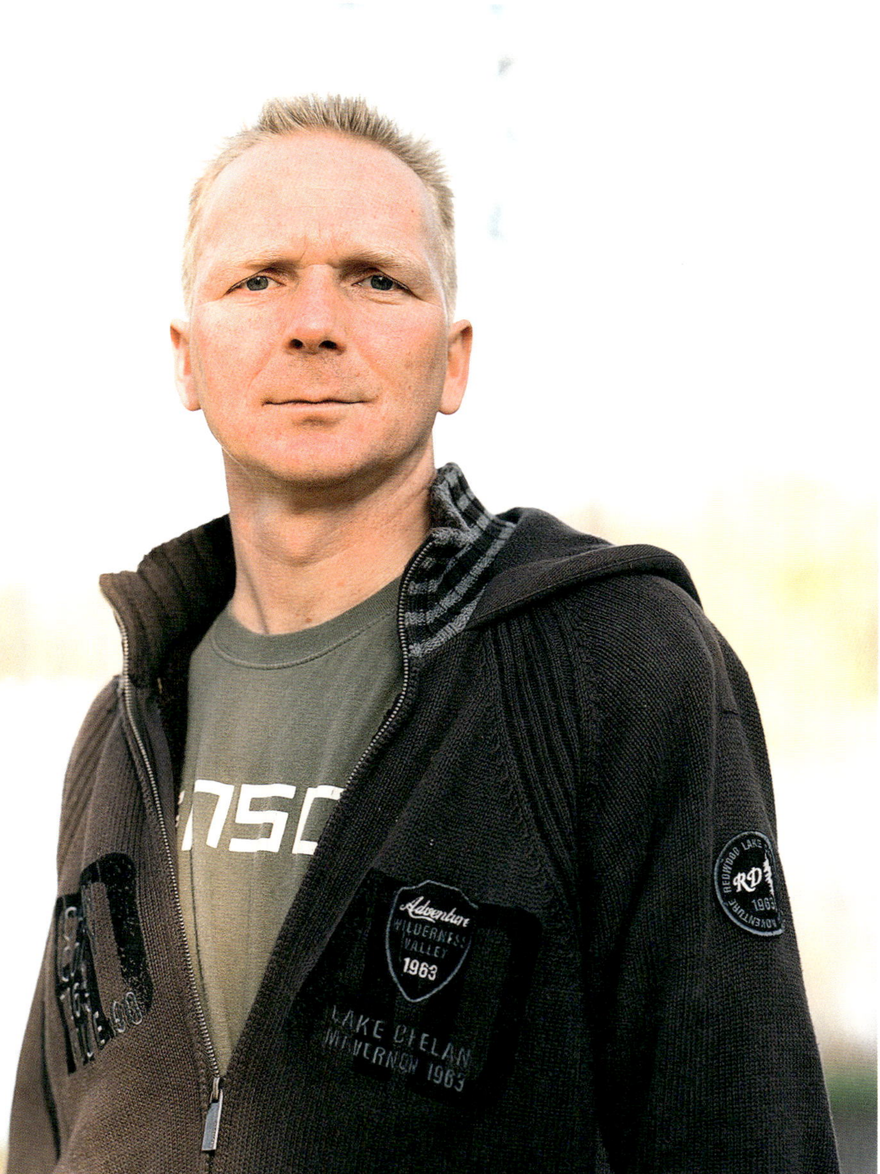
Adventure
WILDERNESS
VALLEY
1963

Ich nenne meinen Sohn den Lehrmeister meines Lebens.

Ich nenne meinen Sohn den Lehrmeister meines Lebens. Durch ihn habe ich sehr viel gelernt. Er ist das Beste, was mir je passiert ist. Ich wage sogar zu behaupten, dass ich heute gar nicht mehr leben würde, wäre er nicht gewesen.

Als es Tim zu ersten Mal sehr schlecht ging, hatte ich einen schlimmen Plan. Die Ärzte hatten mir eröffnet, dass er nun wahrscheinlich schnell sterben würde. Die Organe würden nach und nach alle versagen, angefangen mit der Leber. Ich heulte Rotz und Blasen und schämte mich nicht dafür. Mein Sohn, den ich über alles liebte und der mir das Wichtigste war, sollte sterben. Ich saß mit ihm im Auto und raste mit viel zu hoher Geschwindigkeit die Landstraße hinunter. Ein Bruchteil von Sekunden entschied damals darüber, nicht gegen einen Baum zu fahren. Ich wollte ihm den schlimmen Leidensweg ersparen. Angst vor dem Tod hatte ich nicht, überhaupt nicht, weil ich einfach zu niedergeschmettert war. Aber eine innere Stimme hielt mich zurück.

Mit Tim ging es danach wieder etwas bergauf – und auch mein Leben änderte sich. Ich denke, ich musste alles genau so und in dieser Härte erfahren, damit die Veränderungen eintreten konnten. Ich beschloss, neu anzufangen, und zwar für Tim, denn er brauchte mich. So, wie ich bisher gelebt hatte, konnte ich nicht für ihn da sein: Mein Alltag war geprägt gewesen von Alkohol, Zigaretten, Stress und schlechter Ernährung. Ich hätte mich oft gern selbst in einen Sarg gelegt. »Hör auf, in Selbstmitleid zu versinken«, ermahnte ich mich. Ich trennte mich von meinem Lebenstraum, meinem Restaurant. Die Entscheidung fiel mir nicht schwer.

Als mein Süßer geboren wurde, war das unbeschreiblich. Die Geburt war langwierig und kompliziert. Nach zweiundzwanzig Stunden Wehen wurde Timmi in alter DDR-Manier auf die Welt gebracht: Die Hebamme sprang auf den Bauch und drückte meinen Kleinen ins Licht der Welt. Dadurch hatte er im ersten Moment einen etwas lang gezogenen Kopf. Mein Schwiegervater sagte: »Der sieht ja aus wie einer von den Simpsons!« Ich hätte ihn erwürgen können. Für mich war er wunderschön, und gesund war er auch.

Am Tag seiner ersten Impfung haben wir abends in meinem Restaurant eine große Party gefeiert. Freunde von uns passten währenddessen auf Timmi auf. Plötzlich kam der Anruf: Ihr müsst sofort kommen, Timmi geht es sehr schlecht. Geschüttelt von Fieber und Krämpfen brachten wir ihn schnellstens ins Krankenhaus. Von dem Tag an war alles anders: Er war immer weinerlich und nachts ständig wach. Seine Entwicklung schien gestoppt zu sein. Außerdem fing er an zu schielen. Wir nannten ihn Clarence, den schielenden Löwen, nach einer Fernsehsendung aus den Achtzigern.

Ein weiteres Jahr später folgte die zweite Impfung. Danach wurde mir allmählich klar, dass seine Entwicklung damit in Verbindung zu stehen schien. Sein Zustand änderte sich nochmals drastisch: Er fing an, sich selbst zu kratzen und zu beißen. Er schrie, bis er blau wurde. Und er hyperventilierte, so dass wir dachten, er erstickt. Wir hatten riesige Angst und fühlten uns so hilflos. Die ersten fünf Jahre seines Lebens schlief er nie mehr als vier Stunden am Stück. Ich weinte oft zusammen mit ihm. »Du bist doch eigentlich gar nicht so ein Weichei«, dachte ich mir. Aber es war halt mein goldiger kleiner Sohn, dem es schlecht ging.

Wir nannten ihn Clarence, den schielenden Löwen.

Meine Mutter hat sehr darunter gelitten, dass Tim in so schlechter Verfassung war. Sie hat immer viel geweint. Da ich das vermeiden wollte, habe ich vieles mit mir allein ausgemacht. Unsere Freunde hatten Berührungsängste, viele haben sich zurückgezogen. Das ist auch verständlich. Meiner Frau und mir war es selbst sogar unangenehm, mit Tim irgendwo hinzugehen, weil wir Angst hatten, dass er schreit und sich verletzt. Früher kannte ich durch mein Restaurant sehr viele Leute. Heute pflege ich keine oberflächlichen Freundschaften mehr.

Durch Tim habe ich zum ersten Mal die bedingungslose Liebe erfahren. An ihn konnte ich einfach nie Bedingungen stellen. Viele Eltern hegen so viele Erwartungen an ihre Kinder, die nie erfüllt werden, und sind dann enttäuscht. Das ist keine bedingungslose Liebe. Meine zwei anderen Kinder haben von meinen Erfahrungen mit Timmi profitiert. Wäre er nicht gewesen, wäre ich selbst ein strengerer Vater mit viel mehr Forderungen an meine Kinder gewesen.

Timmi hat mir auch beigebracht, das Leben mehr zu genießen und sich nicht an kleinen Dingen aufzureiben. Früher bin ich etwa schon beim Autofahren regelmäßig sehr wütend geworden. Das bringt einen aber nur unnötig in eine negative Stimmung und ist verschenkte Zeit. Heute freue ich mich über jede nette Person, der ich begegne. Das ist auch bei meiner Arbeit im Hospiz wichtig, das Haus lebt von den Leuten, die dort arbeiten. Ein verständnisvoller und herzlicher Umgang ist das, was die Menschen dort brauchen. Ich werde beispielsweise nie vergessen, wie mich ein Pfleger damals einfach in den Arm genommen hat und wie gut das tat. Die Arbeit im Hospiz erfüllt mich, diese tollen, besonderen Kinder.

> Ich weiß, dass mein Sohn vor mir gehen wird.

Am Anfang stellten die Ärzte uns die Prognose, dass Tim nur drei bis vier Jahre alt werden wird. Heute ist er fünfzehn. Jetzt sagen die Ärzte nichts mehr, und wenn doch, dann will ich es nicht hören. Seit Tim geboren wurde, habe ich viele Ärzte kennengelernt. Die liebsten waren mir die, die menschlich waren. Wir haben uns immer einen Arzt gewünscht, der uns richtig hilft. Einen, der es schafft, dass Tim aufhört, sich zu verletzen. Aber das konnte keiner. In dieser Situation hat es uns zumindest geholfen, wenn wir uns verstanden fühlten und alles mit uns besprochen wurde.

Ich weiß, dass mein Sohn vor mir gehen wird. Im Moment habe ich oft das Gefühl, dass ich Timmi nicht mehr lange bei mir haben werde. Dann werde ich natürlich wieder sehr traurig und bekomme Angst. Mein Schatz, ich liebe ihn doch so sehr. Ich denke aber auch, dass man sein Kind begleiten, stark sein muss und die Zeit intensiv nutzen sollte. Das habe ich auch durch das Hospiz gelernt, in dem ich anderen Menschen begegnet bin, deren Kind gestorben ist. Sie sind mittlerweile äußerst starke Persönlichkeiten, meine Vorbilder. An Selbstmord würde ich heute nicht mehr denken. Aber ich kann jeden verstehen, bei dem die innere Stimme nicht stark genug ist. Ich weiß noch genau, wie ich mich damals gefühlt habe und wie nah ich daran war, in den Abgrund zu rutschen.

Ich bin nicht religiös, aber ich habe meinen Glauben für mich gefunden. Den Glauben, dass mit dem Tod nicht alles endet.

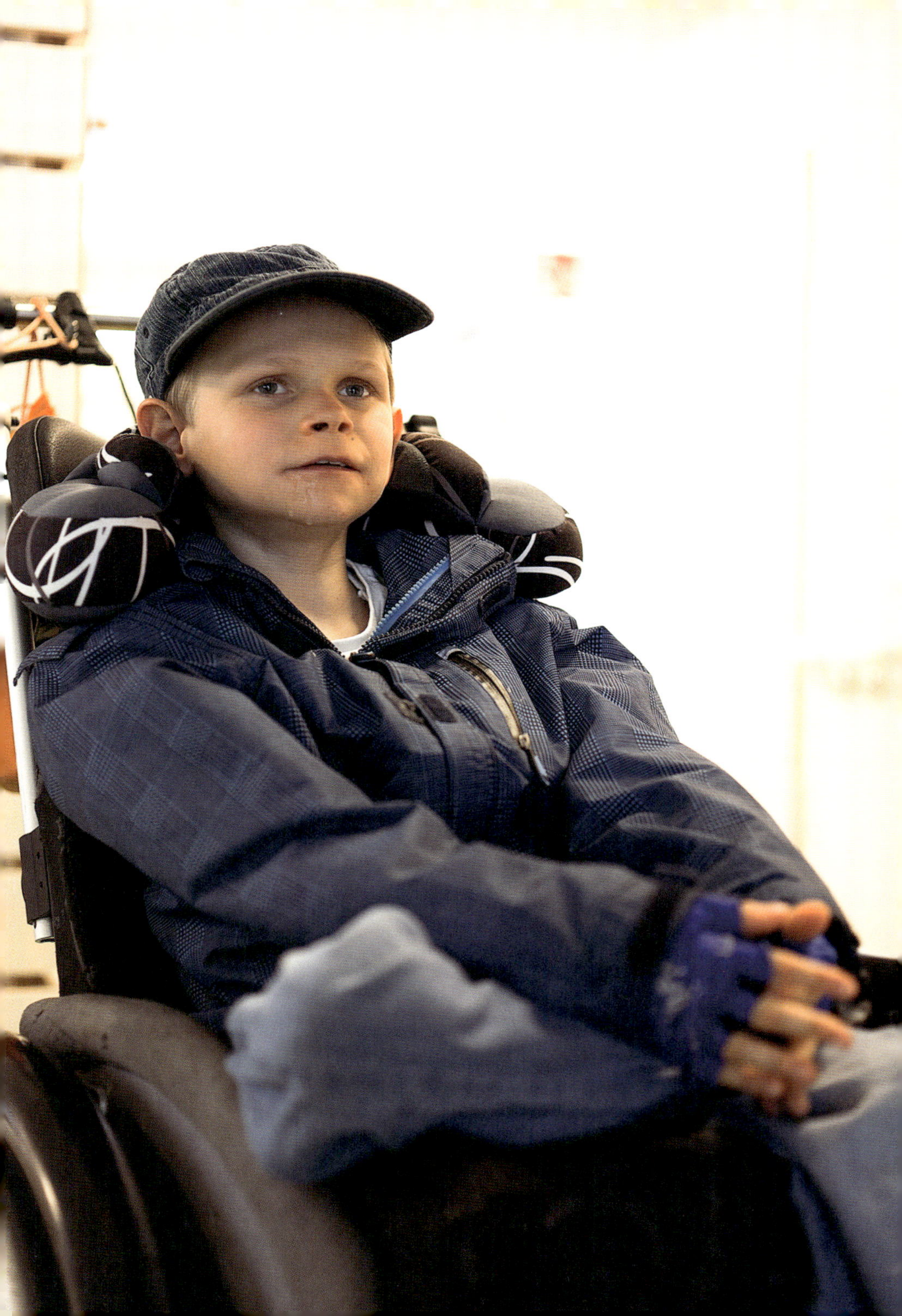

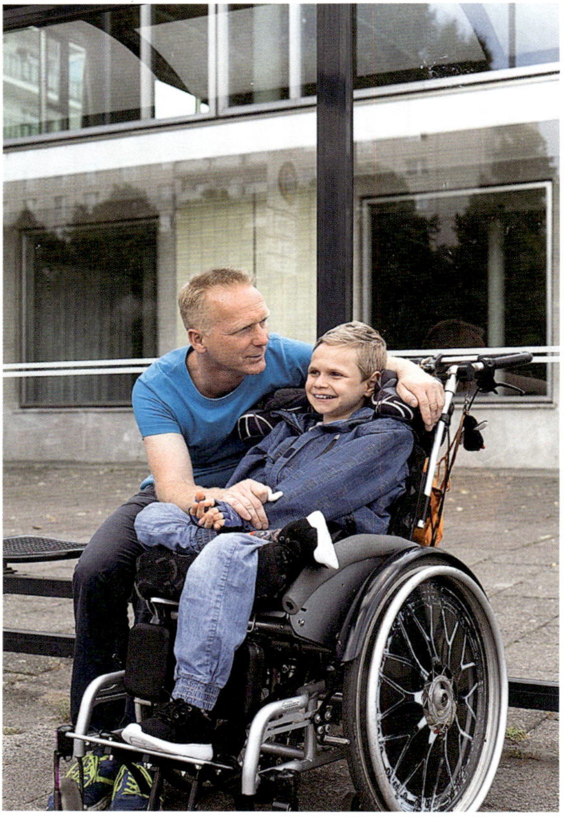

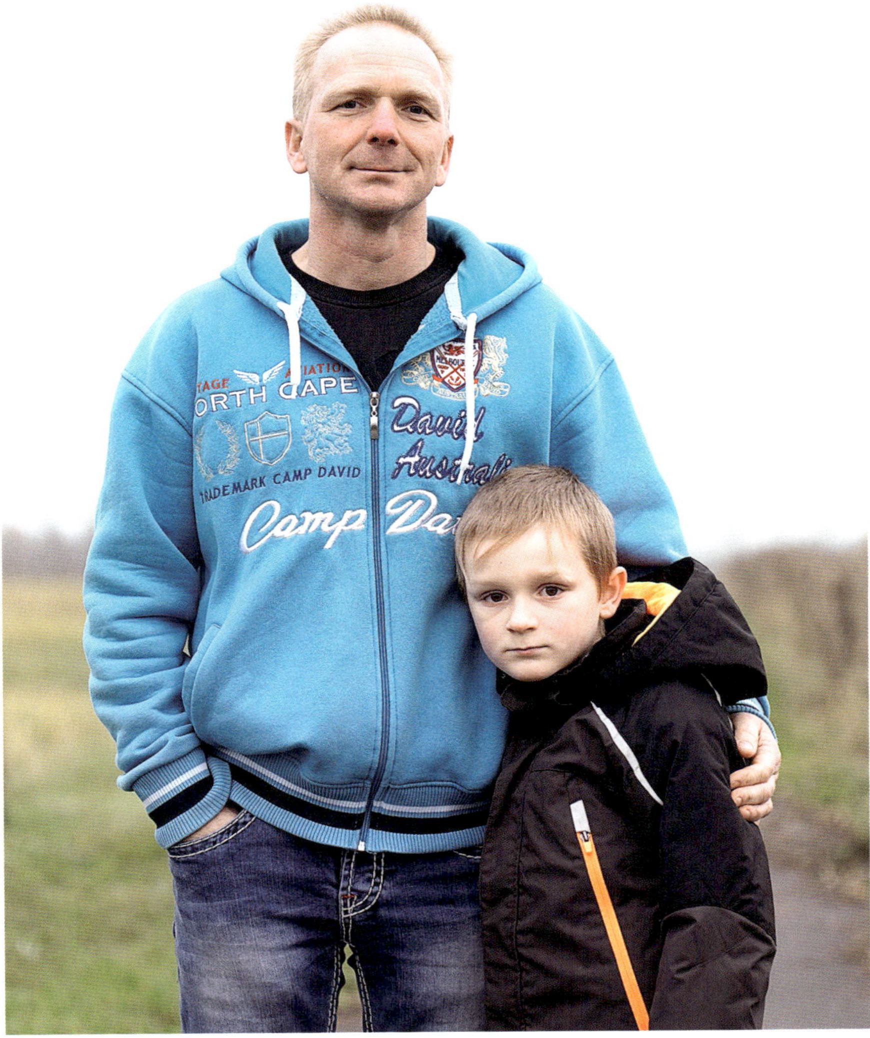
TRADEMARK CAMP DAVID
David

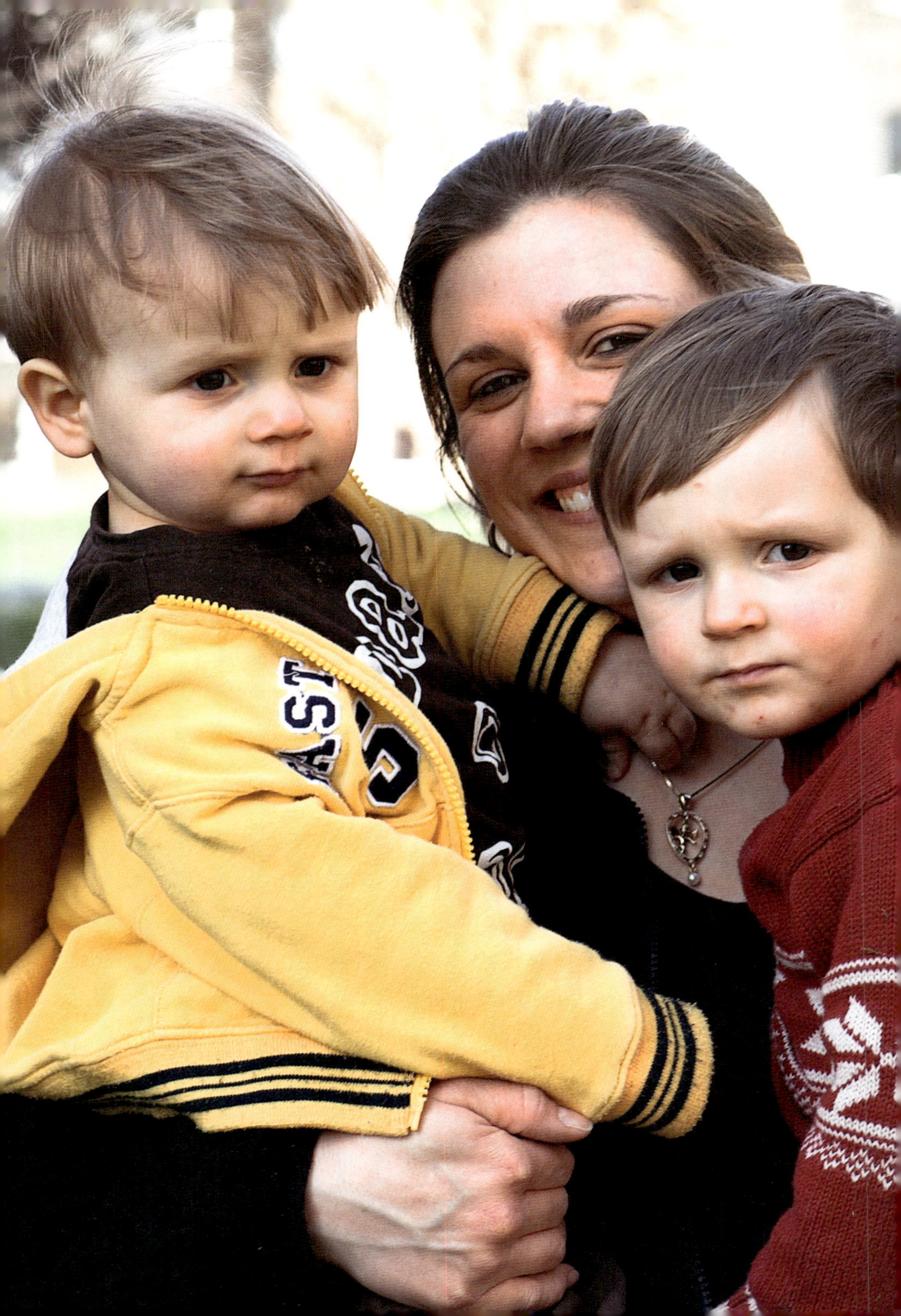

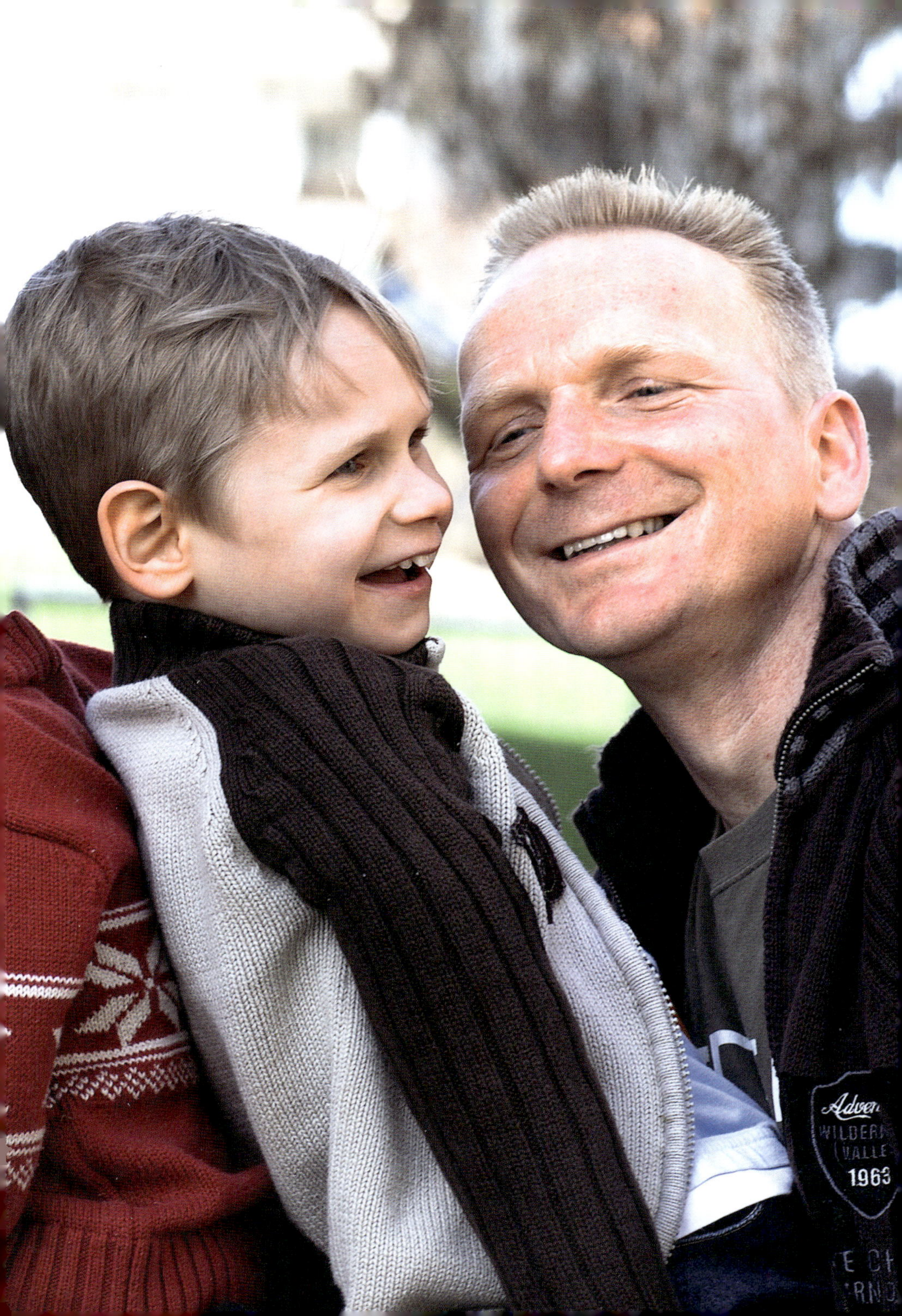
1963

Daniela

Mutter von Tim

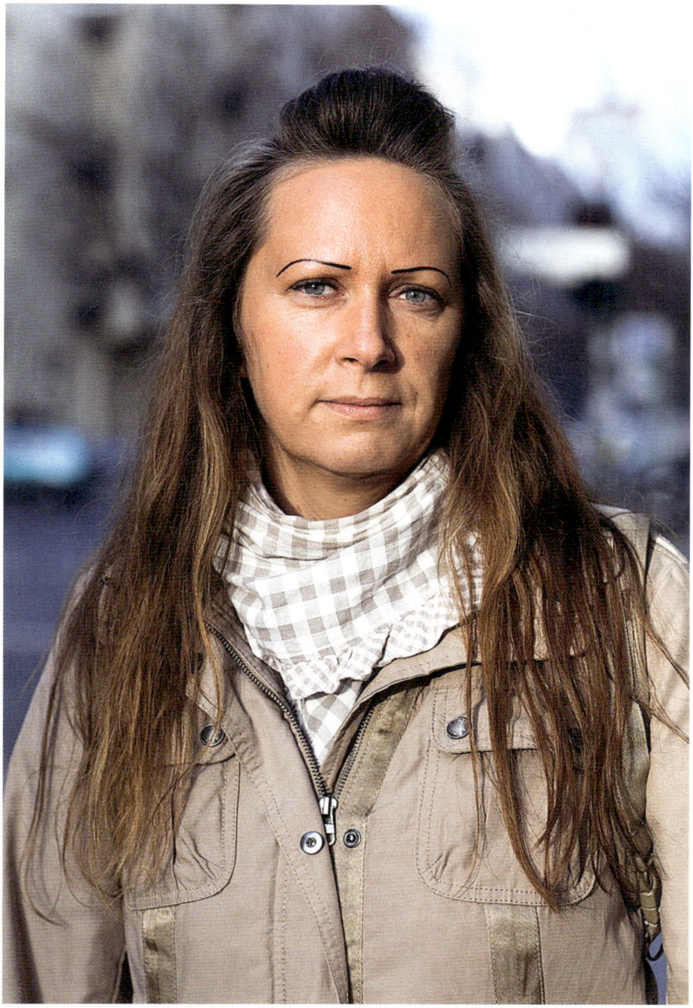

Tim lag wie eine Puppe starr in seinem Bettchen.

Timmi war ein tolles Baby, ein liebes und friedliches Kind. »Da muss ich ja brav gewesen sein«, dachte ich damals. Er entwickelte sich gut, fing schnell an, mit seinen kleinen Händen zu greifen, zu quaken und viel zu lachen. Einen Tag nach seiner Sechsfachimpfung im Alter von fünf Monaten bekam er seinen ersten Anfall. Danach war alles weg: kein Lachen mehr, kein Greifen, keine Laute. Tim lag wie eine Puppe starr in seinem Bettchen.

Mein Partner und ich blieben in dieser neuen Situation trotzdem optimistisch. Unser Kleiner war eben ein bisschen langsamer, einfach etwas faul. Als er sieben Monate alt war, wurden wir in ein Sozialpädiatrisches Zentrum zur Prüfung seiner Entwicklung geschickt. Die Ärztin war mir direkt unsympathisch. Sie wirkte unfreundlich und kalt. Nach der Untersuchung fragte sie uns schroff, ob wir schon einen Behindertenausweis beantragt hätten. Ich schaute sie an, als sei ich im falschen Film. Das müssten wir doch auch merken, dass das Kind nicht richtig entwickelt ist, meinte sie. Ich fragte, ob er denn noch laufen und sprechen lernen würde. Das könne sie uns auch nicht sagen. Ohne ein weiteres Wort zu verlieren, verließ ich fluchtartig den Raum.

Tim bekam wieder neue Anfälle und außerdem Schreiattacken. Wie am Spieß schrie er zehn Stunden am Stück. Nachts sind wir in die Notaufnahme geeilt, wo er mit Medikamenten ruhiggestellt wurde. Für zu Hause gab es Zäpfchen. Das half vorübergehend, doch sein Körper gewöhnte sich an die Arznei und die Wirkung ließ nach. Auch eine Schmerztherapie war nicht erfolgreich. Keiner wusste, was mit ihm los war. Nach zwei Jahren hörte es plötzlich auf. Wie wir das ausgehalten haben, kann ich mir heute nicht erklären.

Immer wieder waren wir wochenlang im Krankenhaus, um Untersuchungen und Tests zu machen – ohne Erfolg. Die Ärzte sagten, unser Sohn sei ihnen ein Rätsel. Dass er wahrscheinlich an einem Impfschaden litt, wollte keiner zugeben. Alle verdienten nur Geld an unserem Kleinen, immer wieder wurden die gleichen

Untersuchungen gemacht. Das war enorm anstrengend für uns und vor allem für Timmi. Die Ärzte waren meist nicht an unserer Meinung interessiert, dabei kennen wir unseren Sohn doch am besten. Ich weiß zum Beispiel noch, wie viele EEGs er über sich ergehen lassen musste, von denen nicht eins auswertbar war. Noch so oft konnte ich sagen, dass er sich die Elektroden vom Leib reißen und nicht still daliegen wird. Die Ärzte verstanden es nicht. Man musste sich ihnen beugen. Und wir akzeptierten allmählich, dass kein Arzt jemals eine Diagnose finden würde.

Kurz bevor Timmi drei Jahre alt wurde, riet eine Schwester, wir sollten uns noch ein paar schöne Monate mit ihm machen, da er bei den schlechten Werten bald sterben würde. Ich habe daraufhin sofort unsere Sachen gepackt und bin nach Hause gefahren. Die Proteste vom Krankenhauspersonal, Timmi müsse weiter unter Beobachtung bleiben, ignorierte ich. Papiere könnten sie nachschicken, rief ich ihnen noch zu. Ich bleibe doch nicht im Krankenhaus, wenn mein Kind stirbt. Dass uns ohne Diagnose so etwas gesagt wurde, war für mich unerträglich. Als Timmi sieben Jahre alt war, sind wir noch einmal in dasselbe Krankenhaus gefahren. Alle haben ihn wiedererkannt und waren begeistert über seine Entwicklung. Meine Wut von damals war noch nicht verraucht. »Da seht ihr mal, wie aus ein paar Monaten sieben Jahre werden können«, sagte ich. An einem weiteren Gespräch hatte ich kein Interesse.

Mich stört nicht, dass mein Sohn nicht laufen und reden kann. Ich leide nur darunter, mich so hilflos zu fühlen. Wenn Tim schreit, weiß ich nicht weshalb und kann ihm nicht helfen. Seine Anfälle sind immer noch furchtbar für mich. Daran kann man sich nicht gewöhnen, auch nicht daran, dass er autoaggressiv ist. Dann haut und beißt er sich. Bei ganz schlimmen Anfällen denke ich, jetzt stirbt er gleich. Seine Lippen werden blau, weil er keine Luft holt. Ich weine erst, wenn es vorbei ist, sobald die Anspannung von mir abfällt.

Anfangs waren die Leute auf der Straße ein großes Problem für mich: Wenn sie getuschelt und gegafft oder mit dem Finger auf uns gezeigt haben. Ich bin dadurch ungefähr drei Monate nicht mehr spazieren gegangen. Für Timmi geschämt habe ich mich nie, aber die Reaktion der Leute habe ich nicht verstanden. Ich konnte nicht mit ihrer Blödheit umgehen. Irgendwann habe ich angefangen, schnippische Bemerkungen zu machen, wenn uns jemand angestarrt hat. Mittlerweile kann ich das alles ausblenden. Ich höre weder die Kommentare noch sehe ich diese Menschen.

Ich frage ihn, ob er wieder Besuch von Oma oder seiner verstorbenen Freundin Kyra hat.

Manchmal bekommt Tim Lachanfälle. Er lacht so toll. Oder er schaut wie ein weiser alter Mann. Dann fixiert er eine bestimmte Stelle im Raum und sein Blick ist durch nichts davon abzulenken. Ich frage ihn, ob er wieder Besuch von Oma oder seiner verstorbenen Freundin Kyra hat. Er macht dann tatsächlich »Hmm« und fängt an zu grinsen. Ich will so oft wissen, was in seinem Kopf vorgeht. Aber das weiß keiner, das weiß nur er selbst.

Andere sagen oft: »Ach du Arme, das ist ja furchtbar mit Deinem Jungen.« Sie verstehen nicht, dass es überhaupt nicht schlimm ist. Ich bin sehr glücklich. Durch Timmi habe ich zudem wunderbare Menschen kennengelernt. Und ich freue mich über vieles, was für andere selbstverständlich oder uninteressant ist: Wenn die Sonne scheint oder über eine Pusteblume. Es könnte schließlich alles noch viel schlimmer sein. Natürlich ist das auch Trost, den man sich selbst spendet.

Timmi hat sich enorm weiterentwickelt und kann mittlerweile vieles, was früher noch nicht möglich war. Wenn ich ihn auf den Arm nehme, klammert er sich an mich wie ein kleines Äffchen – früher trug ich ihn wie ein steifes Brett. Er kann mir inzwischen auch zeigen, dass er umarmt werden will. Ich necke ihn damit, dass er jetzt, wo er in der Pubertät ist, mit Mutti kuscheln will.

Mehrmals habe ich geträumt, dass Timmi gestorben ist. Ich konnte danach alle Besucher der Beerdigung aufzählen, welche Lieder gespielt wurden und welche Kleidung wir trugen. Ich habe aber auch schon geträumt, dass er dreckig und grinsend vom Spielplatz kommt und mir eine lange Nase zeigt – nach dem Motto: Ich habe dich die ganze Zeit nur veräppelt, ich bin gar nicht krank. Mir ist klar, dass das meine Wünsche und Ängste sind, die ich im Traum verarbeite.

> Ich habe schon geträumt, dass Tim dreckig und grinsend vom Spielplatz kommt und mir eine lange Nase zeigt – nach dem Motto: Ich habe dich die ganze Zeit nur veräppelt, ich bin gar nicht krank.

Renate

Ehrenamtliche
Familienbegleiterin

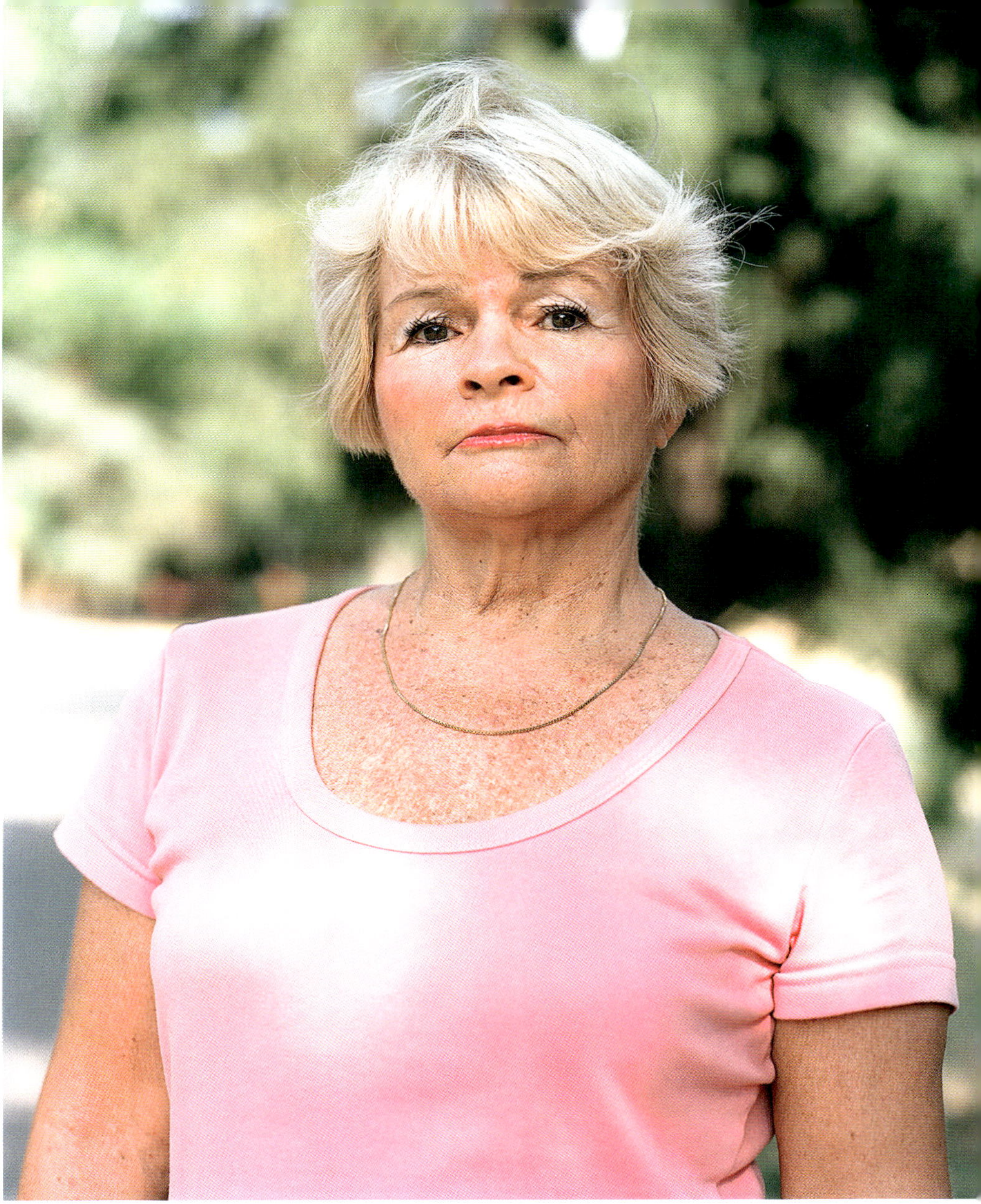

Das erste Kind, das ich als Familienbegleiterin betreut habe, hieß Fortunato. Das heißt auf Italienisch »der Glückliche«.

Das erste Kind, das ich als Familienbegleiterin betreut habe, hieß Fortunato. Das heißt auf italienisch »der Glückliche«. Dieser Name passte sehr gut. Ein Arzt sagte mal über ihn, eine Kerze, die so hell brennt, habe er noch nie gesehen. Als ich Fortunato kennenlernte, war er sieben Jahre alt, sah aber aus wie ein Zweieinhalbjähriger: ganz klein und dünn. Er wollte nicht essen, von Geburt an hatte er keine Speiseröhre. Außerdem war er herzkrank. Das war eine sehr belastende Situation, aber er war ein besonderes Kind. Viereinhalb Jahre habe ich ihn betreut, dann ist er gestorben. Da die Familie katholisch war, wurde er in der Kirche aufgebahrt. Zurechtgemacht in seinem kleinen Anzug mit Krawatte lag er da. In der Nacht blieb ich bei seiner Mutter, um ihr Beistand zu leisten. Plötzlich wollte sie unbedingt zu ihrem Kind. Ich wusste, dass die Kirche nachts verschlossen war, aber wir sind trotzdem hingefahren. Sie brauchte das in diesem Moment, um es zu begreifen. Zu Hause hätte sie das nicht geschafft.

In Zukunft möchte ich mich nicht mehr so sehr mit dem Herzen einbringen, mehr mit dem Verstand.

Mein letzter Fall war eine junge Frau mit Mukoviszidose. Jaqueline, eine überaus tapfere, hübsche und lebensfrohe Frau. Ich war sieben Jahre an ihrer Seite. Es waren harte Jahre: Regelmäßig litt sie unter Erstickungsanfällen, ihre Augen quollen hervor, sie spuckte Blut und zitterte am ganzen Körper. Sie hatte das seltene Glück, als Mukoviszidosekranke ein Kind zu bekommen. Ihr Sohn ist jetzt sieben Jahre alt. Jaqueline ist letztes Jahr im März gestorben. Von Januar bis Ende März war ich jeden Tag von zehn bis siebzehn Uhr bei ihr auf der Intensivstation. Auch als die Geräte abgeschaltet wurden, war ich dabei. Das hat mich allerdings sehr mitgenommen und ich habe gemerkt, dass ich das nicht mehr kann. Ich bin nicht mehr robust genug, um mich so intensiv auf eine Familie einzulassen. In der Ausbildung als Familienbegleiterin habe ich gelernt, dass ich Distanz halten soll – was mir oft nicht gelungen ist. In Zukunft möchte ich mich nicht mehr so sehr mit dem Herzen einbringen, sondern mehr mit dem Verstand. Deswegen gehe ich heute auch lieber ins Krankenhaus als zu einer Familie nach Hause. Im Krankenhaus ist es leichter, einen gewissen Abstand zu wahren. Ich gebe sonst zu viel. Ich habe die Kinder sogar mit zu mir nach Hause genommen und sie bei mir übernachten lassen, damit die Mütter Ruhe haben. Der Kleine von Jaqueline hat mich Oma genannt, so eng war die Bindung zu ihr.

Die Familien sind oft furchtbar allein und werden ausgegrenzt. Es kam beispielsweise mehr als einmal vor, dass Leute die Straßenseite wechselten, wenn ich mit einer Familie unterwegs war. Oft merke ich auch, dass Familien mit gesunden Kindern nichts von meiner Beziehung zu kranken Familien hören möchten. Es ist keine böse Absicht, sie haben Berührungsängste und denken sich: Hoffentlich passiert uns das nicht.

Ich gebe das, von dem ich am meisten habe: meine Liebe!

Ich gebe das, von dem ich am meisten habe: meine Liebe! Familienbegleiterin bin ich geworden, als ich selbst im Krankenhaus lag. Immer wenn es mir besser ging, habe ich mich um andere gekümmert. Alle nannten mich schon »Schwester Renate«. Ich merkte, wie gut es tut, zu helfen. Dass ich niemanden heilen kann, weiß ich; aber ich kann helfen, dass alles ein bisschen einfacher ist. Man gibt sehr viel – aber man bekommt noch viel mehr zurück. Ich habe dadurch die Demut gelernt, jeden Tag als Geschenk zu sehen. Die Arbeit macht mich zu einem glücklicheren Menschen.

Uta

Mutter von Abelja und Feréol

Seit seiner Geburt litt Feréol an Lissenzephalie, eine angeborene Hirnfehlbildung. Feréol ist am 8. März 2015 gestorben.

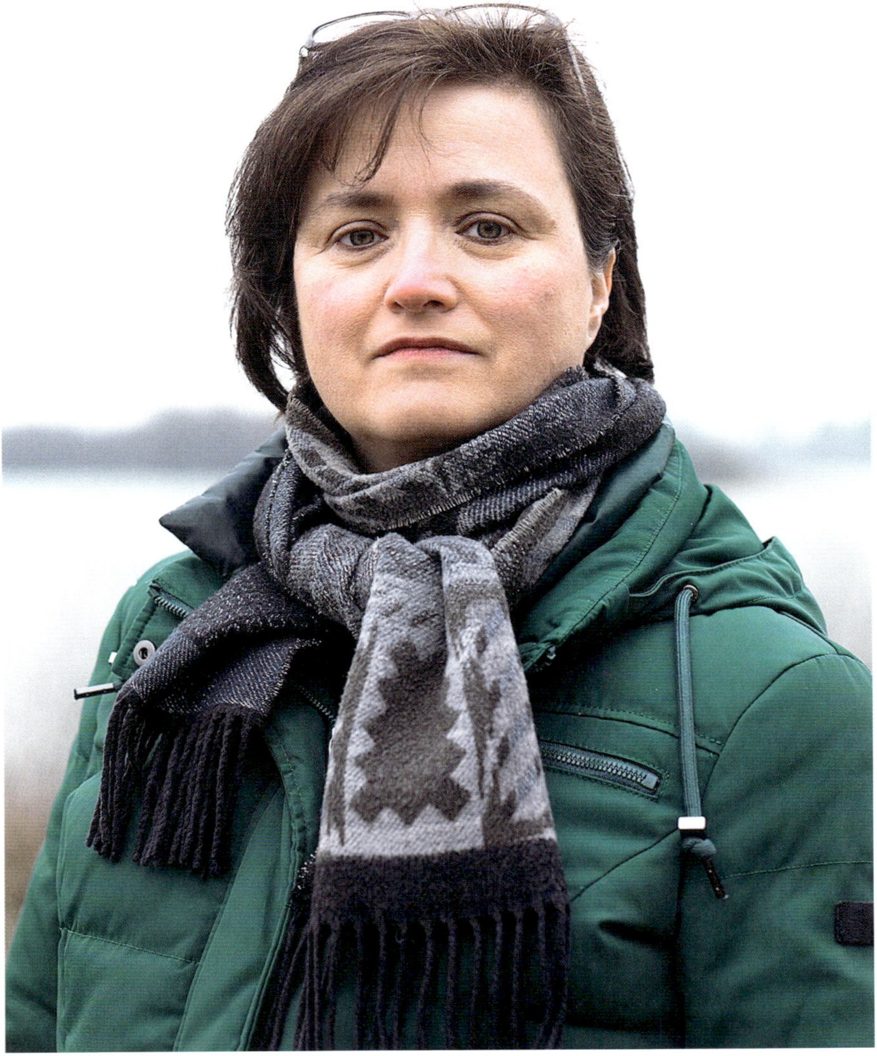

Mein Sohn Feréol ist siebzehn Jahre alt geworden. Er hatte Lissenzephalie, eine angeborene Fehlbildung des Gehirns. Dadurch blieb er immer auf dem Stand eines Babys: Er konnte nie sprechen und weder laufen noch sitzen, er ist bloß gewachsen. Wegen eines Medikamentes, das er bekam, hatte er irgendwann keinen Appetit mehr und musste sondiert werden. Er wurde immer dünner, zum Schluss war er richtig ausgemergelt. Im Winter Anfang 2015 konnte er einem banalen Infekt nichts mehr entgegensetzen. Sein Herz ist einfach stehen geblieben. Feréol ist in den frühen Morgenstunden gestorben. Ich hatte ihn nachts zu mir ins Bett geholt und in meine Arme gelegt, weil es ihm schlecht ging. Irgendwann bin ich eingeschlafen. Durch ein sehr lautes Atemgeräusch wurde ich plötzlich wach. Ich wartete darauf, dass er weiteratmen würde, aber das passierte nicht. Da war mir direkt klar, dass er gerade gestorben ist. Ich sagte zu meinem Partner: Feréol ist tot. Fassungslosigkeit überkam mich. Für mich war das eine völlig irreale Situation. Man denkt: Das kann doch jetzt nicht sein. Ich habe natürlich in den Wochen vorher gemerkt, dass es ihm schlechter ging. Als Mutter spürte ich jede kleinste Veränderung, obwohl er sich nur bedingt mitteilen konnte. Es ging ihm oft schlecht, aber für mich gab es selten hoffnungslos scheinende Situationen. Und wenn doch einmal etwas schwierig war, ereignete sich meistens alsbald ein kleines Wunder und es fand sich eine Lösung. Die Hoffnung habe ich nie aufgegeben.

Die Hoffnung habe ich nie aufgegeben.

Er sah aus, als ob er schläft, aber er hat nicht mehr geatmet. Am Anfang bin ich wie ein Tiger im Käfig in der Wohnung herumgelaufen – hin und her, zu Feréol und wieder weg. Ab und zu weinte ich, dann wieder nicht. Absolute Unruhe wütete in mir. Ein Arzt und eine Krankenschwester kamen und nahmen sich sehr viel Zeit, das war angenehm und beruhigend. Nach ein paar Stunden war ich völlig erschöpft. Ich hatte Probleme mit meinem Kreislauf, ich konnte nicht mehr sitzen und legte mich zu Feréol ins Zimmer.

Ich fühlte mich wie in einem Gefängnis.

Die letzten zweieinhalb Jahre waren extrem hart. Es ging Feréol immer schlechter. Alle zwanzig bis dreißig Minuten musste er sondiert werden. Er war schon so dünn, aber aufgrund seines Refluxes vertrug er immer nur kleine Mengen an Nahrung, wodurch ich permanent unter Druck stand, ihn in kurzen Abständen zu sondieren. Wenn ich einmal für ein paar Stunden von einer Pflegekraft abgelöst wurde, habe ich mir immer Sorgen gemacht und mich gefragt, ob es ihm gut geht. Richtig entspannen konnte ich nie. Was passiert wäre, wenn er nicht gestorben wäre, weiß ich nicht. Ich war körperlich völlig erschöpft und fühlte mich wie in einem Gefängnis, permanent an zu Hause gefesselt. Trotzdem kam es für mich nicht in Frage, ihn in ein Heim zu geben. Ich habe darüber nachgedacht, es zu tun, sobald er achtzehn Jahre alt geworden wäre, um selbst wieder ein normales Leben führen zu können. Aber es gab keine Einrichtung, die gut genug gewesen wäre. Sie hätte die Qualität eines Hospizes haben müssen. Ich wollte immer das Beste für Feréol. Wenn es ihm gut ging, war ich glücklich.

Mir fehlt Feréol als Kind, aber nicht die Pflege. Mir fehlt nicht das permanente Zu-Hause-Sein, das ständige Sondieren und das häufige Aufstehen in der Nacht. Es ist jetzt ein anderes, ein freies und normales Leben, über das ich mich sehr freue. Trotzdem vermisse ich natürlich mein Kind. Ich würde ihn gerne zurückhaben, aber ich weiß, dass ich dieses Leben dann jetzt nicht hätte. Eine sehr paradoxe Situation. Nach Feréols Tod habe ich mich auf die Zukunft konzentriert, ich bin generell ein sehr positiv eingestellter Mensch. Am Anfang war mir das ein bisschen unangenehm: Wenn ich gefragt wurde, wie es mir gehe, habe ich immer gedacht, jetzt wird erwartet, dass ich sage, mir geht es furchtbar schlecht. Stattdessen ist es mir relativ schnell besser gegangen.

Leute, die nicht mit dem Tod umgehen können, habe ich schon an den Beileidsbekundungen erkannt. Anstatt eines einfachen »Ich bin für dich da, wenn Du mich brauchst« kamen Floskeln über den Tod. Ich nehme ihnen das aber nicht übel, für manche

Menschen ist das einfach schwierig. Ich habe mich immer gefreut, wenn Leute normal mit mir und Feréol umgegangen sind, wenn wir angesprochen wurden und man über die Behinderung und das Kind reden konnte. Allerdings musste ich das selbst erst lernen. Vor Feréols Geburt war ich eine der Personen, die wegschaute, wenn sie einen geistig behinderten Menschen sah.

Seine Beerdigung sollte nicht traurig und schwarz sein. Also kauften wir einen unbehandelten hellen Kiefernsarg und bemalten ihn im Hospiz mit Acrylfarbe. Das war eine schöne und entspannte Atmosphäre im Kreis der Familie. Eigentlich sind nicht so viele Tränen geflossen. Wir waren betroffen, wir weinten, aber wir mussten auch so viel organisieren: den Sarg, den Friedhof, die Trauerkarten ... Wir kamen in eine Maschinerie, die uns irgendwie am Laufen hielt.

Feréol in den Sarg zu legen, war eine letzte schwere Situation. Mir wurde bewusst, dass ich ihn nie wiedersehen werde. Ich glaube nicht an ein Leben nach dem Tod. Nachdem ich mich ausgiebig damit beschäftigt habe, bin ich zu dem Schluss gekommen, dass da nichts ist. Für viele Leute ist es tröstend, daran zu glauben, das macht ihnen das Leben leichter. Ich glaube nicht, dass ich Feréol wiedertreffen werde, was unglaublich traurig ist. Natürlich würde ich ihn gerne wiedersehen.

An seinen bunten Sarg banden wir siebzehn Heliumballons. Ein großes Foto von Feréol stand daneben. Es lief Musik. Das Stück, dass wir uns ausgesucht hatten, war ein fröhliches Lied: L-O-V-E von Nat King Cole. Ein Liebeslied – von uns an ihn.

Ich glaube nicht, dass ich Feréol wiedertreffen werde.

L	is for the way you look at me
O	is for the only one I see
V	is very, very extraordinary
E	is even more than anyone that you adore

Love is all that I can give to you
Love is more than just a game for two
Two in love can make it
Take my heart but please don't break it
Love was made for me and you

L	is for the way you look at me
O	is for the only one I see
V	is very, very extraordinary
E	is even more than anyone that you adore

Love is all that I can give to you
Love, love, love is more than just a game for two
Two in love can make it
Take my heart but please don't break it,
Cause love was made for me and you

I said love was made for me and you
You know that love was made for me and you

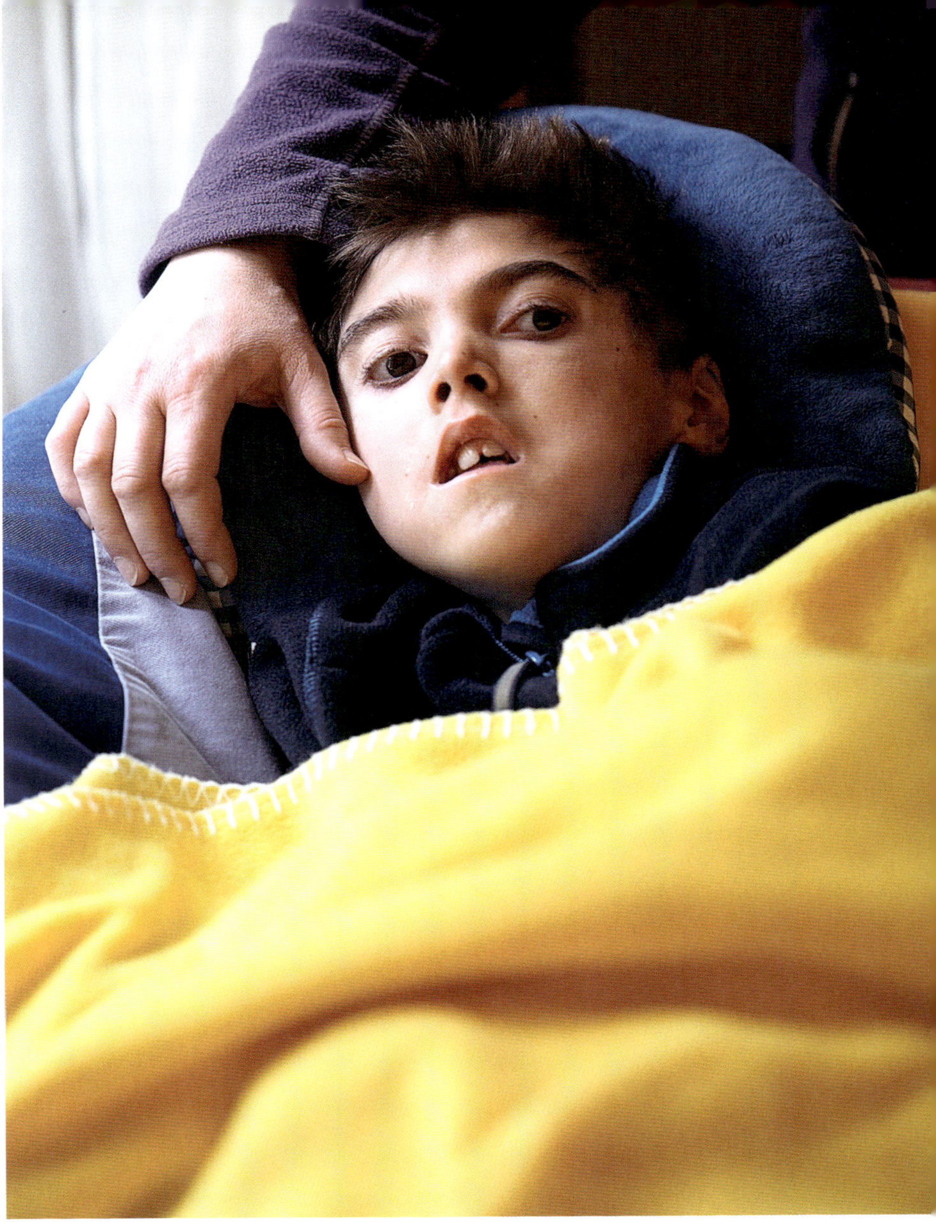

Die Beisetzung findet am 17. 03. 2015 um
12:00 Uhr auf dem Friedhof Hermsdorf statt.

Feréol Anselin Bayat

Du warst nicht so, wie wir uns Dich
gewünscht hatten, doch Du hast unsere
Herzen im Sturm erobert.
Du hast uns oft auf die Probe gestellt und
konntest Dir doch unserer Liebe gewiss sein.
Wir sind alle an Dir gewachsen!
Du warst der beste Sohn und Bruder, den
man sich vorstellen kann!
Du hast Dich entschieden, heute
auszuziehen, wohin auch immer. Unser
Schmerz ist unbeschreiblich.

6. März 2015 — 8. März 2015

Der Raum der Stille war
der einzige Raum, den wir hier
kennengelernt haben.
Für uns war es
eine große Hilfe.

Seine Eltern, Schwester
und
Verwandte, Bekannte
die ihn auf seinem
Weg begleitet
haben.
Vielen Dank!

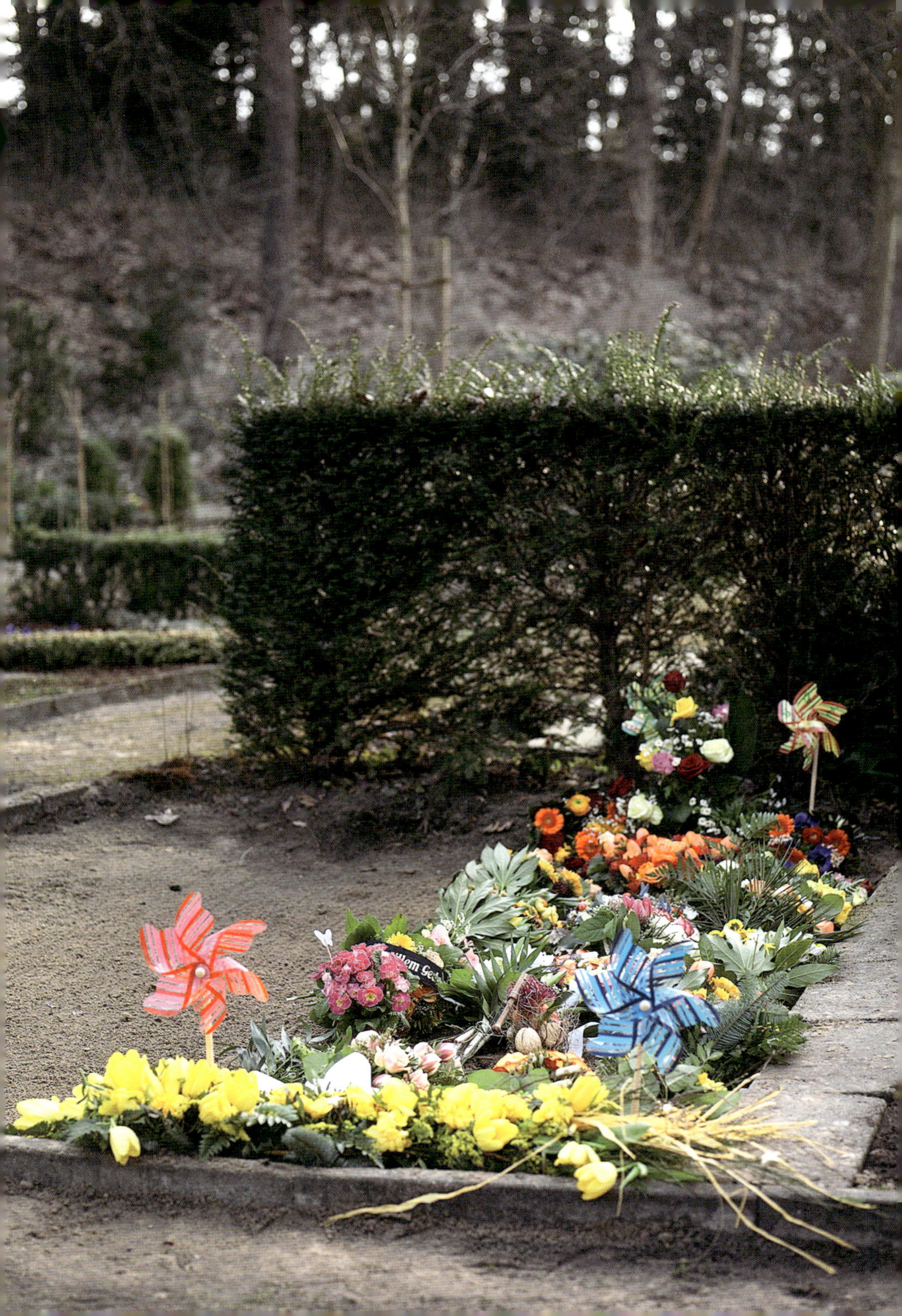

Inka Bause

Moderatorin und Schirmherrin
des Berliner Herz

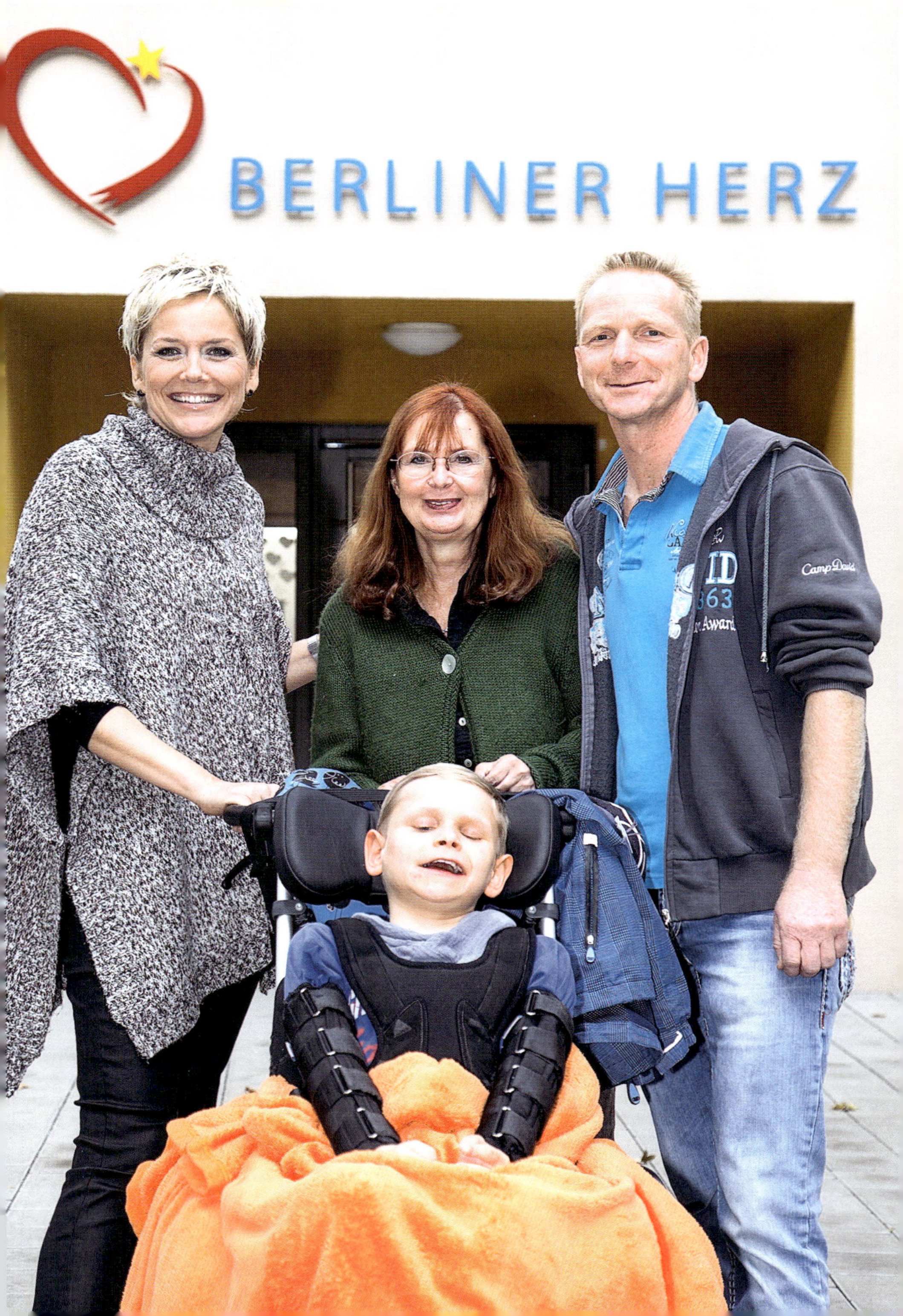
BERLINER HERZ

Frau Edler und ihre Vision begeisterten mich sofort.

Meine Tochter war früher in einem Integrationskindergarten, dort habe ich Renée, den Vater von Tim, kennengelernt. Tim ist als eines der ersten Kinder in das Kinderhospiz des Berliner Herz eingezogen. Renée erzählte mir vom Berliner Herz, das damals noch Unterstützung für den Bau des stationären Hauses benötigte. Ich lernte Frau Edler kennen – und sie und ihre Vision begeisterten mich sofort. Seitdem engagiere ich mich als Schirmherrin für das Kinderhospiz. Besonders interessant ist für mich die Möglichkeit auch die Eltern, Mitarbeiter und Ehrenamtliche des Hospizes kennenzulernen.

Nach den Tagen, die ich im Berliner Herz verbringe, komme ich sowohl reich beschenkt als auch niedergeschmettert nach Hause. Ich bin traurig über das Schicksal der Familien, dankbar, dass meine eigene Tochter gesund ist und glücklich, dass ich vielleicht ein kleines bisschen helfen konnte. Mir ist dann besonders bewusst, dass bei mir das Wesentliche in Ordnung ist und dass das nicht selbstverständlich ist. Oft habe ich dann das Gefühl, ich habe viel mehr bekommen, als ich geben konnte.

Die Familien sind besonders beeindruckend für mich, nicht, weil sie bessere Menschen sind, sondern weil sie oft seit Jahren ein anderes, schwieriges Leben führen, welches sie nachhaltig prägt. Die Eltern sehen es als ihre Aufgabe für das kranke Kind da zu sein und nie hörte ich bisher eine Mutter oder einen Vater mit seinem Schicksal hadern. Bei allem Unglück, bei allem Schmerz, bei aller Trauer bleibt am Ende eine beeindruckende Stärke. Die Eltern reifen und wachsen durch die gemeinsame Reise mit ihrem Kind. Das bewundere ich und immer wieder wirken die Begegnungen mit diesen Familien in mir nach.

Anfangs fand ich es erstaunlich, dass sich die Eltern mit mir über ihr Leben unterhalten möchten. Ich war der Meinung, ihnen doch gar nicht helfen zu können. Dann bemerkte ich aber, wie gut es den Familien tut, wahrgenommen zu werden. Wie gerne sie einfach über ihre Situation sprechen – von Elternteil zu Elternteil, und nicht immer nur mit Psychologen, Ärzten und Betroffenen. Ich glaube, dass die Familien sich oft von der Gesellschaft isoliert fühlen und sehr dankbar sind, wenn man sich für ihre Geschichten interessiert.

Am Wichtigsten ist es, Menschen in Krisen und Problemlagen offen zu begegnen.

Viele Menschen haben einfach Angst oder Vorbehalte, betroffenen Familien »normal« zu begegnen, Fehler zu machen, etwas Falsches zu tun oder zu sagen. Der Mensch hat leider diesen natürlichen Rückzugsmechanismus und weicht Problemen, die ihm Angst machen, gerne aus. Am Wichtigsten ist es aber, sich nicht zurückzuziehen, sondern Menschen in Krisen und Problemlagen offen zu begegnen. Auch ich bin die ersten Male mit großer Befangenheit zu Veranstaltungen des Berliner Herz gegangen. Dabei ist für die betroffenen Familien vor allem wichtig, dass man sich Zeit nimmt für sie.

Ich bin gesegnet mit meinem Beruf, liebe meine Arbeit und kann gut davon leben. Für mich ist es wichtig, etwas abzugeben und zu teilen. Sonst ist man auch selbst nicht glücklich. Geld ist dann besonders schön und wertvoll, wenn es dazu benutzt wird, anderen, oder auch mal sich selbst, eine Freude zu machen.

Von den Tagen im Hospiz sind es vor allem immer die kleinen Dinge, die mir besonders in Erinnerung bleiben: Wenn Timmi in seinem Zimmer im Hospiz liegt, ich ihn besuche und merke, wie er sich entspannt und mich anlächelt, macht auch mich das glücklich.

Frühgeburt

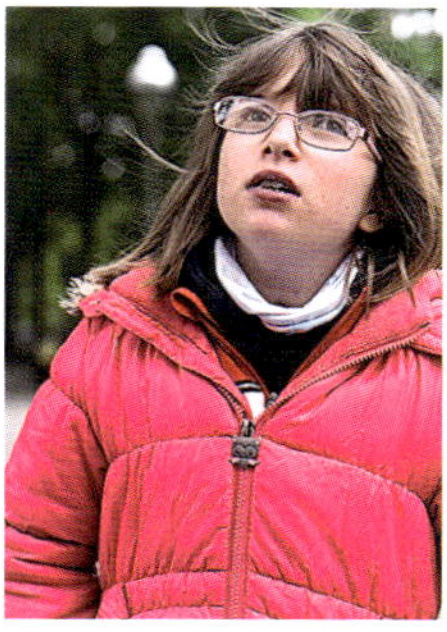

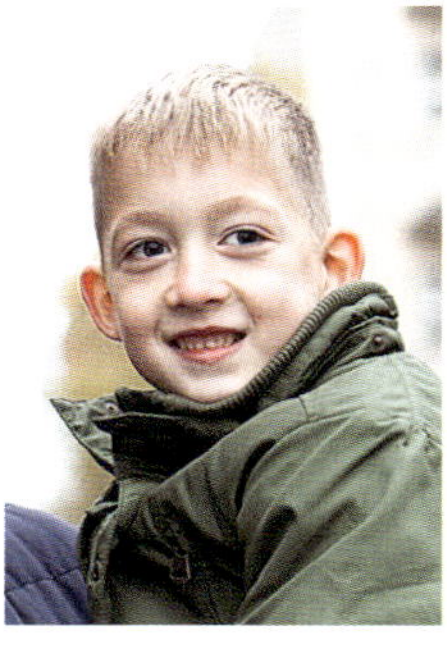

Die Weltgesundheitsorganisation (WHO) definiert Frühgeburt als eine Geburt vor der siebenunddreißigsten Schwangerschaftswoche, gerechnet ab dem ersten Tag der letzten Menstruation. Je früher ein Kind geboren wird, desto stärker sind die Auswirkungen auf seine Gesundheit.

Es gibt auch Kinder, die nicht nur zu früh, sondern auch noch zu klein geboren werden. Dies ist bedingt durch ein verzögertes Wachstum innerhalb der Gebärmutter und wirkt sich zusätzlich problematisch aus: Unmittelbar nach der Geburt kann es zu lebensgefährlichen Zuständen mit Unterkühlung, Unterzuckerung, Atemnotsyndromen, Infektionen, Gelbsucht, Krampfanfällen und Hirnblutungen kommen. Aber selbst wenn diese Phase überstanden ist und das Kind nach meist mehrwöchigen Klinikaufenthalten nach Hause entlassen werden kann, bestehen meist erhebliche gesundheitliche Beschwerden und Probleme. So kann das Seh- und Hörvermögen beeinträchtigt sein. Häufig kommt es auch zu schweren Atemwegsinfektionen, die meist erneute Klinikaufenthalte nach sich ziehen.

Viele Kinder benötigen aufgrund ihrer kognitiven, emotionalen und motorischen Beeinträchtigungen auch im weiteren Leben umfangreiche, spezialisierte Unterstützung.

Herztransplantation

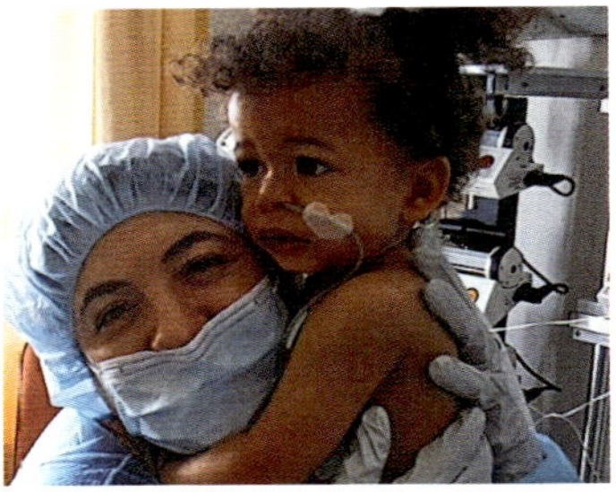

Bei einer Herztransplantation wird das Herz eines verstorbenen Menschen binnen weniger Stunden auf einen anderen Menschen übertragen. Organtransplantationen unterliegen strengen Richtlinien. Zuallererst müssen der Organspender oder seine Angehörigen der Organspende zustimmen.

Im Vorfeld einer Transplantation sind umfangreiche medizinische Untersuchungen der Organempfänger notwendig. Es muss gewährleistet sein, dass ihr Gesundheitszustand so stabil ist, dass sie die Operation und die danach lebenslang notwendige medikamentöse Behandlung tolerieren. So werden etwa vor der Transplantation Gewebemerkmale (sogenannte HLA-Merkmale – Human Leucocyte Antigen) sowohl beim Organspender als auch beim Organempfänger bestimmt. Der Grund dafür ist, dass das Immunsystem des Körpers ein transplantiertes Organ als einen Fremdkörper identifiziert und versucht, diesen zu bekämpfen. Dies würde eigentlich zur Abstoßung des transplantierten Organs führen. Je ähnlicher sich aber die Gewebemerkmale von Spender und Empfänger sind, desto besser wird das Spenderorgan toleriert. Zusätzlich muss das Immunsystem des Organempfängers lebenslang medikamentös unterdrückt werden (die sogenannte Immunsuppression), um eine Organabstoßung zu verhindern.

Durch die Immunsuppression entsteht ein hohes Risiko für bakterielle, virale oder Pilzinfektionen. Zudem steigt die Gefahr, an bösartigen Tumoren zu erkranken. Weitere mögliche Nebenwirkungen sind unter anderem Gefäßveränderungen an den Herzkranzgefäßen (Transplantatvaskulopathie), Nierenfunktionsstörungen, erhöhter Blutdruck und erhöhte Blutzucker- und Blutfettwerte. Die Transplantation ist somit nur der erste Schritt einer lebenslangen, eingreifenden, nebenwirkungsbehafteten Behandlung mit unsicherer Prognose – aber die einzige lebensrettende Chance. Die Mehrzahl der herztransplantierten Kinder kann nach der Transplantation ein weitgehend normales Leben führen und ist mit gewissen Einschränkungen belastbar.

Deutschland ist zusammen mit sieben anderen europäischen Ländern Mitglied der Stiftung Eurotransplant mit Hauptsitz in Leiden/Niederlande. Eurotransplant führt eine zentrale Warteliste für alle Organempfänger und ist für die Zuteilung der Spenderorgane verantwortlich. Kriterien für die Organzuteilung sind die Dringlichkeit und der zu erwartende Erfolg der Transplantation. Kinder und Jugendliche werden dabei mit höchster Dringlichkeitsstufe auf der Warteliste platziert. Des Weiteren spielen Blutgruppe, Gewebemerkmale, Größe und Gewicht eine Rolle. Denn je ähnlicher sich Organspender und -empfänger sind, desto aussichtsreicher ist die Transplantation.

Lissenzephalie

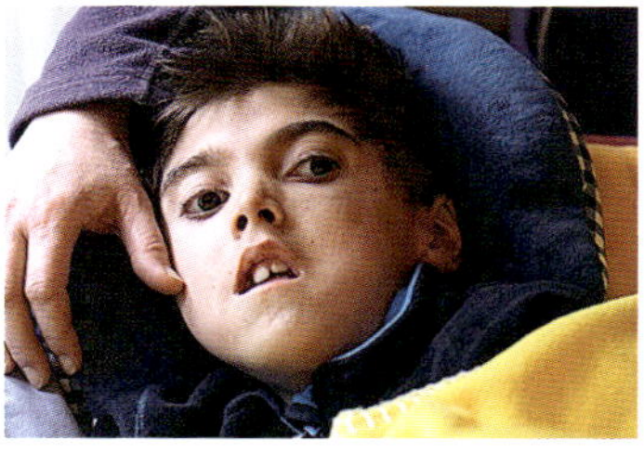

Lissenzephalie heißt wörtlich »glattes Gehirn« und ist eine der schwersten angeborenen Hirnfehlbildungen. Die üblichen Großhirnwindungen fehlen entweder völlig oder sind zu wenig oder zu klein ausgeprägt. Das Gehirn erscheint deshalb an seiner Oberfläche »glatt«. Der Kopf ist auffällig klein mit meist charakteristischen Gesichtszügen. Lissenzephalie kann als isoliertes Krankheitsbild oder zusammen mit anderen Fehlbildungen auftreten.

In der Großhirnrinde des Menschen liegen Zentren für seine Persönlichkeitsstruktur, sein Denken, Bewusstsein, seine Lernfähigkeit und Intelligenz sowie für Sehen, Hören, Sprechen und Bewegung. Jedes dieser Zentren kann bei Lissenzephalie fehlgebildet sein, weshalb die Betroffenen in ihrer gesamten geistigen und körperlichen Entwicklung schwerst beeinträchtigt sind und meist auf dem Entwicklungsstand eines Neugeborenen stehenbleiben. Durch die Hirnfehlbildung steigt auch das Risiko, Krampfanfälle zu entwickeln.

Lissenzephalie ist bis heute nicht heilbar. Daher ist das Ziel, die Beschwerden zu lindern. Betroffene Kinder und Jugendliche benötigen Pflege und Unterstützung in sämtlichen Aktivitäten des täglichen Lebens. Häufig ist die Ernährung über eine Sonde notwendig. Medikamente gegen Krampfanfälle sind meist sehr hilfreich. Zudem können bestimmte Symptome durch Physiotherapie oder eine individuelle Beschäftigungstherapie gemildert werden.

Die Lebenserwartung der Kinder mit Lissenzephalie hängt vom Ausmaß der Hirnfehlbildung ab. Viele Kinder sterben vor Erreichen des zehnten Lebensjahres.

Mukoviszidose

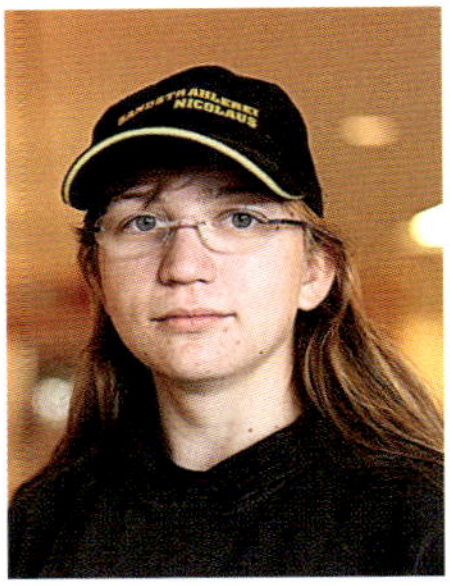

Mukoviszidose (von lateinisch *mucus:* »Schleim« und *viscidus:* »zäh«), auch Cystische Fibrose genannt, ist eine unheilbare, autosomal rezessiv vererbte Erkrankung der exokrinen Drüsen des Körpers, die Schleim, Schweiß oder Verdauungssäfte produzieren. Bei der Mukoviszidose sind deshalb vor allem die Lungen und das Verdauungssystem betroffen.

Mukoviszidose ist die zweithäufigste Stoffwechselerkrankung der weißen Bevölkerung in Europa und den USA mit etwa einer Mukoviszidose-Erkrankung auf zweitausendfünfhundert Neugeborene. Beim rezessiven Erbgang kommt es nur dann zu einer Erkrankung, wenn von beiden Elternteilen ein mutiertes Gen vererbt wurde. Durch die Mutation des CFTR-Gens (Cystic-Fibrosis-Transmembrane-Conductans-Regulator) auf dem Chromosom sieben wird die Synthese eines Proteins gestört, das den Chloridtransport über die Zellmembran reguliert. Daraus resultiert ein zähes Drüsensekret, was zur Verstopfung der Drüsenausführungsgänge und damit zur Beeinträchtigung oder sogar vollständigen Zerstörung des betroffenen Organs führen kann. Da es bis zu tausendsechshundert verschiedene Mutationen des CFTR-Gens auf Chromosom sieben gibt, sind verschiedene Ausprägungen der Erkrankung möglich.

Es treten vielfältige Beschwerden in allen Organen auf, die exokrine Drüsen enthalten: Husten, Atemnot, Lungenentzündungen, Nasennebenhöhlenentzündungen, verstopfte Gallengänge, Leberzirrhose, chronische Verstopfung bis zum Darmverschluss, Fruchtbarkeitsstörungen oder Unfruchtbarkeit, Unterernährung, Gedeihstörungen mit Untergewicht, Diabetes mellitus (Zuckerkrankheit) und Osteoporose. Durch eine Störung der Leberfunktion (wie zum Beispiel bei Leberzirrhose) können sich giftige Stoffwechselendprodukte im Körper ansammeln und zu einer Beeinträchtigung der Hirnfunktion führen. Dadurch kann es zu Antriebs- und Konzentrationsstörungen, Merk- und Reaktionsschwierigkeiten, Zittrigkeit und Schläfrigkeit bis hin zum Koma kommen. Die Beschwerden infolge von Mukoviszidose können manchmal bereits unmittelbar nach der Geburt, zum Beispiel in Form eines Darmverschlusses (sogenannter Mekoniumileus des Neugeborenen), oder erst im Laufe der ersten Lebensjahre auftreten.

Die Diagnose von Mukoviszidose kann vorgeburtlich durch einen Gentest des Fruchtwassers oder nach der Geburt durch einen Schweißtest mit Nachweis eines erhöhten Salzgehaltes des Schweißes erfolgen. Im Jahr 2015 wurde in Deutschland das Screening auf Mukoviszidose für alle Neugeborenen gesetzlich beschlossen. Damit sind eine frühzeitige Diagnosestellung und die Vorbeugung von Organschäden möglich.

Es gibt bislang leider keine ursächliche Therapie der Mukoviszidose. Ziel der Forschung ist eine genetische Behandlung dieser Erkrankung. Aktuell ist die Behandlung auf Linderung der Beschwerden und Vermeidung von Langzeitschäden ausgerichtet. Die Betroffenen müssen dafür täglich unzählige Medikamente und eine hochkalorische Ernährung zu sich nehmen. Es kommen unter anderem folgende Medikamente zur Anwendung: Schleimlöser, bronchialerweiternde Medikamente, Antibiotika, Inhalationslösungen, Verdauungsenzyme, Vitamine und bei Zerstörung der Bauchspeicheldrüse Insulininjektionen. Zusätzlich sind aufwendige, tägliche Schleimlösungen der Bronchien durch Atemgymnastik, eine Behandlung mit Sauerstoffinhalation oder eine Leber- oder Lungentransplantation notwendig. Nach einer Organtransplantation ist eine lebenslange medikamentöse Unterdrückung des Immunsystems (Immunsuppression) zur Vorbeugung einer Organabstoßung notwendig — mit weiteren schwerwiegenden Folgeerscheinungen und Nebenwirkungen.

Obwohl bei Mukoviszidose jeden Tag Medikamente und Behandlungen notwendig sind, können die Betroffenen die Schule besuchen oder einer Ausbildung bzw. Berufstätigkeit mit gewissen Einschränkungen nachgehen. Sie haben eine bessere Lebensqualität als früher.

Die Lebenserwartung der Betroffenen, die früher meist bereits im Kleinkindalter verstarben, ist in den letzten Jahren stetig gestiegen und liegt mittlerweile bei etwa dreißig Jahren.

Spinale Muskelatrophie

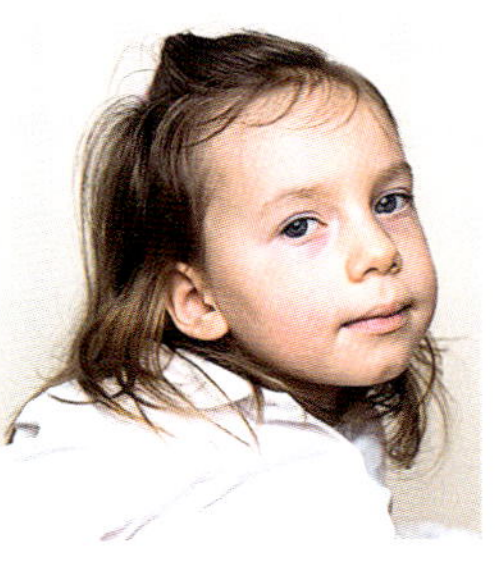

Spinale Muskelatrophie ist eine seltene genetische Erkrankung der Nervenzellen des Vorderhorns des

Rückenmarks (»spinal«). Diese Nervenzellen, sogenannte Motoneurone, sind für willkürliche Muskelfunktionen verantwortlich und wirken als Bindeglied zwischen Muskelzelle und Nerv. Sobald eine Muskelzelle keine Informationen mehr von den Nervenzellen erhält, wird sie inaktiv. Es kommt zum Muskelschwund (Atrophie) und zur Abnahme der Muskelspannung.

Die genetischen Veränderungen der Motorneurone führen zunächst zu einem Schwund der Muskeln, die nahe am Zentrum des Körpers liegen, wie zum Beispiel Oberarm- und Oberschenkelmuskulatur. Dies wirkt sich auf das Sitzen, Gehen, Stehen und Atmen aus. Je weiter die Erkrankung fortschreitet, desto häufiger sind auch entfernte Muskelgruppen betroffen. Im Verlauf der Erkrankung sind Infekte der Atemwege bedingt durch die geschwächte Atemmuskulatur eine konstante Bedrohung. Durch die geschwächte Muskulatur kommt es zudem häufig zu einer Verkrümmung der Wirbelsäule (Skoliose) und Veränderungen an den Gelenken (Kontrakturen), die zu zusätzlichen Problemen führen können und manchmal operativ behandelt werden müssen.

Die häufigste Ursache dieser Erkrankung ist eine genetische Veränderung auf Chromosom fünf, die zu einem Mangel am sogenannten SMN-Protein (Survival of Motor Neuron Protein) führt, welches für das Überleben der Nervenzellen wichtig ist. Bisher gibt es dafür keine Behandlungsmöglichkeit.

Es gibt verschiedene Formen und Ausprägungen der spinalen Muskelatrophie. Bei manchen Betroffenen zeigen sich Beschwerden bereits unmittelbar nach der Geburt, bei anderen treten Beschwerden erst im Kindes-, Jugend- oder Erwachsenenalter auf. Je früher die Beschwerden auftreten, desto schwerwiegender sind die Ausfallerscheinungen und Krankheitsverläufe.

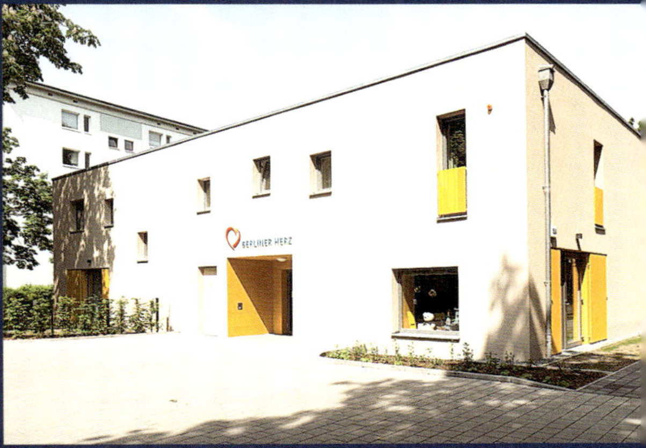
BERLINER HERZ

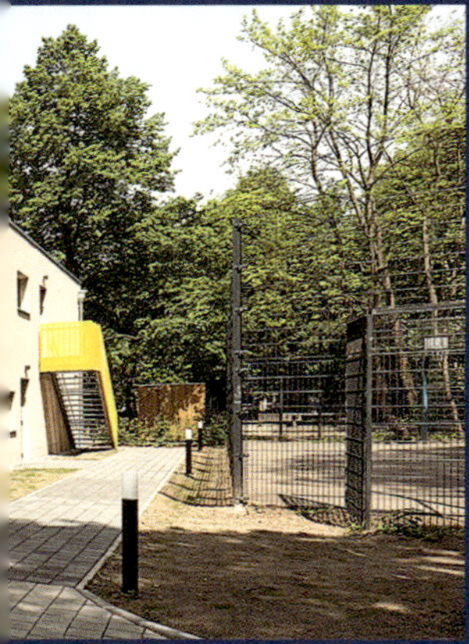

NACHWORT

Ein Haus für die »Lehrmeister_innen des Lebens«

Wenn Kinder schwer erkranken, steht die Welt nicht still. Sie dreht sich unbarmherzig weiter und verlangt von allen Beteiligten, weiter zu funktionieren. Trotz eigener Betroffenheit müssen sie Verantwortung übernehmen, den normalen Alltag zusätzlich meistern, während alles in ihnen vor Wut und Verzweiflung schreit. Nicht selten kommt Einsamkeit hinzu, wenn sich nach und nach Freunde oder auch Angehörige – aufgrund von Unsicherheit oder Unvermögen mit existenziellen Problemen umzugehen – zurückziehen.

Im Kinderhospiz »Berliner Herz« wissen wir um die Notlage der betroffenen Familien. Die meisten kommen bereits mit diesen Erfahrungen zu uns, haben noch einen langen Weg vor sich und werden ihre Kinder manchmal trotzdem verlieren. Ihre Welt ist nicht mehr dieselbe seit dem Moment, in dem sie erfahren haben, dass mit ihrem Kind etwas nicht stimmt. Auf den Schock folgen Sorge und Überforderung, die mit medizinischen Maßnahmen allein nicht gelindert werden können.

Routine gibt es mit lebensbedroht erkrankten Kindern nicht, das machen die bewegenden und erschütternden Berichte in diesem Buch eindrucksvoll deutlich. Die Familien, die ihre Kinder zuhause pflegen, unterbrochen von ständig wiederkehrenden Klinikaufenthalten, befinden sich in einer permanenten Zerreißprobe. Beruflichen Verpflichtungen können die meisten in dieser Situation nicht mehr nachkommen, was fast immer auch in die prekäre Existenz führt. Darüber hinaus sind sie in jeder Minute aufgefordert, sich für etwas zu entscheiden: sich ihrem erkrankten Kind zu widmen oder sich um die gesunden Geschwister, den Partner oder die Partnerin, den liegengebliebenen Haushalt oder dringende Versicherungsangelegenheiten zu kümmern.

Jordis, die Mutter von Mila, Marian und Marvin, bringt die Last dieses inneren Ringens auf den Punkt. »Man kann sich innerlich vergiften, wenn man immer wieder gegen sich selbst ankämpft.« Hier wollten wir aktiv werden, mit einem neuen Angebot Entlastung einerseits und die weitestgehende Erhaltung der Lebensqualität andererseits ermöglichen. Gemeinsam mit Christiane Edler, die in unserer Organisation über Jahre mit großem Erfolg ein ambulantes Kinderhospiz aufgebaut hat, erarbeiteten wir ein Konzept für ein stationäres und teilstationäres Kindertageshospiz. Es sollte den Familien eine Alternative und Ergänzung zu klinischem Aufenthalt, familiärer Sorge und ambulanter Begleitung bieten. Die Pflege steht dabei gleichberechtigt neben der pädagogischen und therapeutischen Betreuung, der psychosozialen Begleitung aller Beteiligten oder auch einem Angebot an hochwertiger Verpflegung. Dabei ist uns etwas deutschlandweit Einmaliges gelungen. Eltern können ihre schwerkranken Kinder stunden-, tageweise oder auch nur zur nächtlichen Betreuung in die Obhut unseres multiprofessionellen Teams geben. So wissen sie ihre Liebsten in guten Händen, während sie arbeiten, einkaufen, Behördengänge erledigen, einen Ausflug oder Urlaub mit den Geschwistern machen.

Mit dem Kinderhospiz wollten wir den betroffenen Familien einen Raum geben, in dem die Welt stillstehen darf, während sie sich anderswo weiterdreht. Wo Ruhe einkehren und man der Hektik des Alltags entkommen kann. Wir sind stolz und dankbar, dass uns das gemeinsam mit den vielen treuen Freunden und Unterstützer_innen des Berliner Herz gelungen ist.

In unserem Kinderhospiz helfen wir nicht nur, wir lernen selbst auch viel. Von den Familien, Lösungen in Zeiten völliger Verzweiflung zu finden, von den Ehrenamtlichen, zuverlässiges Engagement zu zeigen und trotzdem auch für sich zu gewinnen, und von unseren schwerkranken Gästen, dass nicht unser professionelles Wissen und unsere Vorstellungen den Tagesrhythmus in unserem Haus bestimmen, sondern ihre ganz aktuellen Bedürfnisse. Sie alle sind die Lehrmeister_innen des Lebens. In unserem Haus finden sie zusammen.

Andrea Käthner

Abteilungsleiterin
Humanistischer Verband
Berlin-Brandenburg

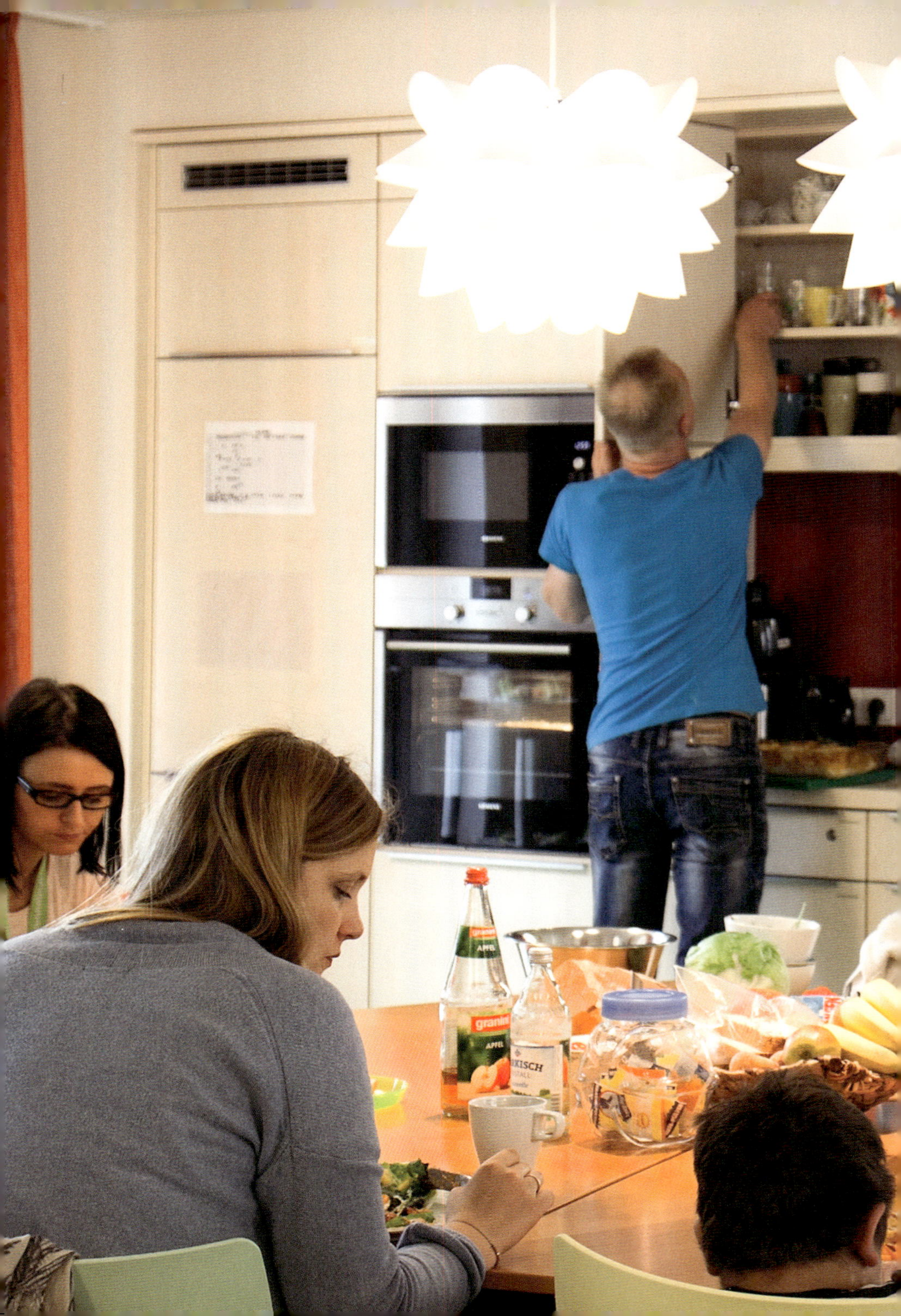
granini
APFEL

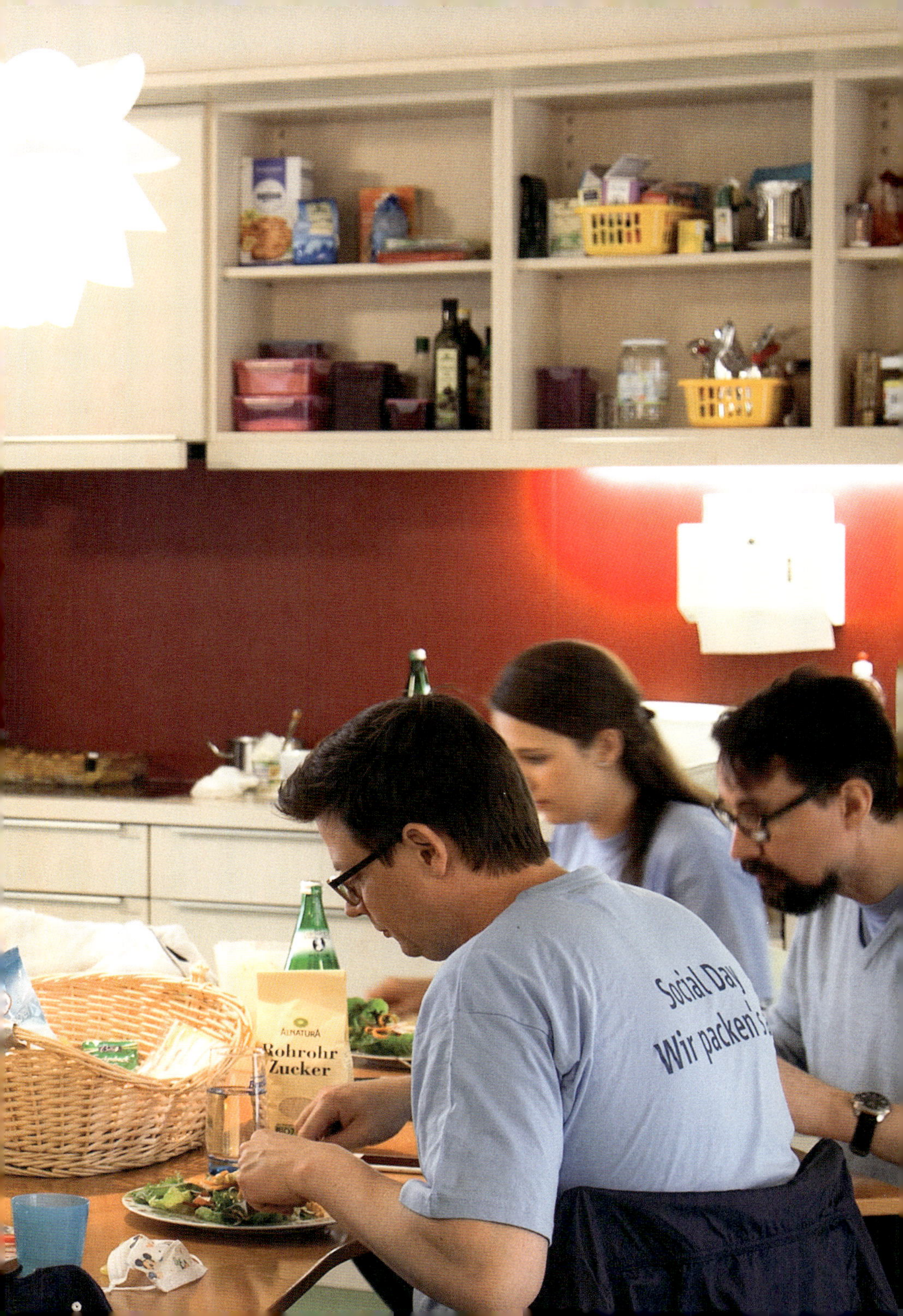
Social Day
Wir packen
Alnatura
Zucker

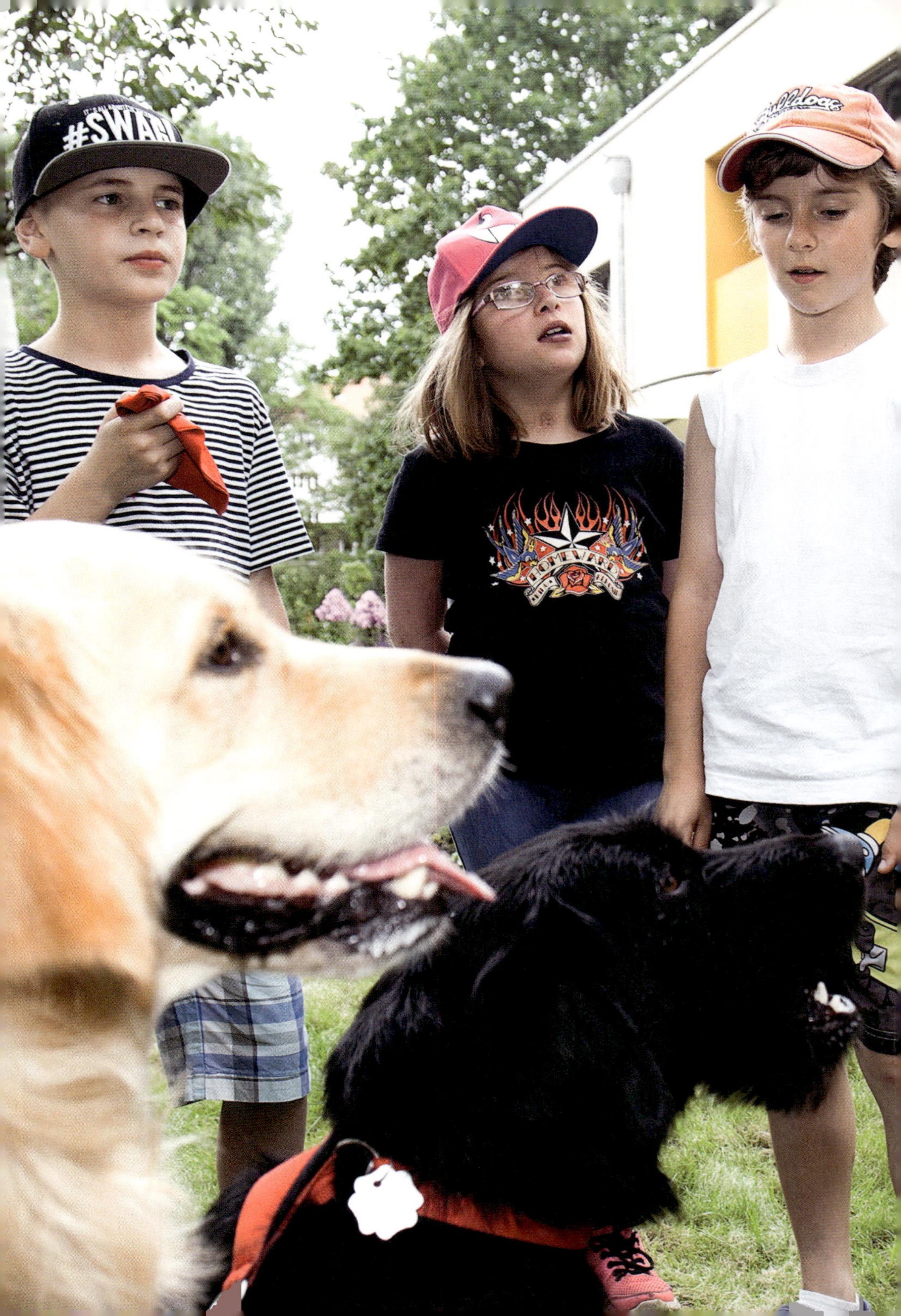
HOMEWARD

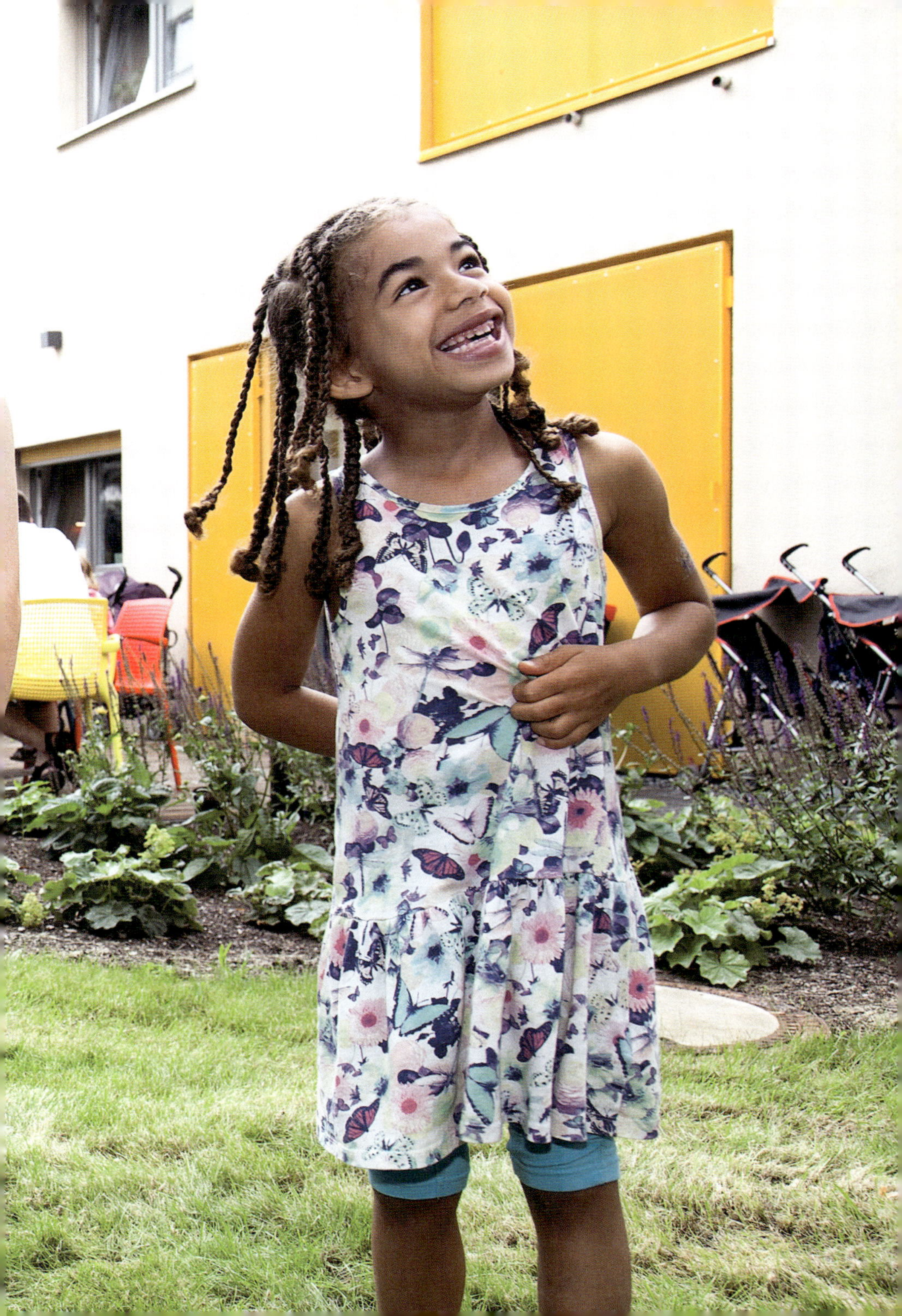

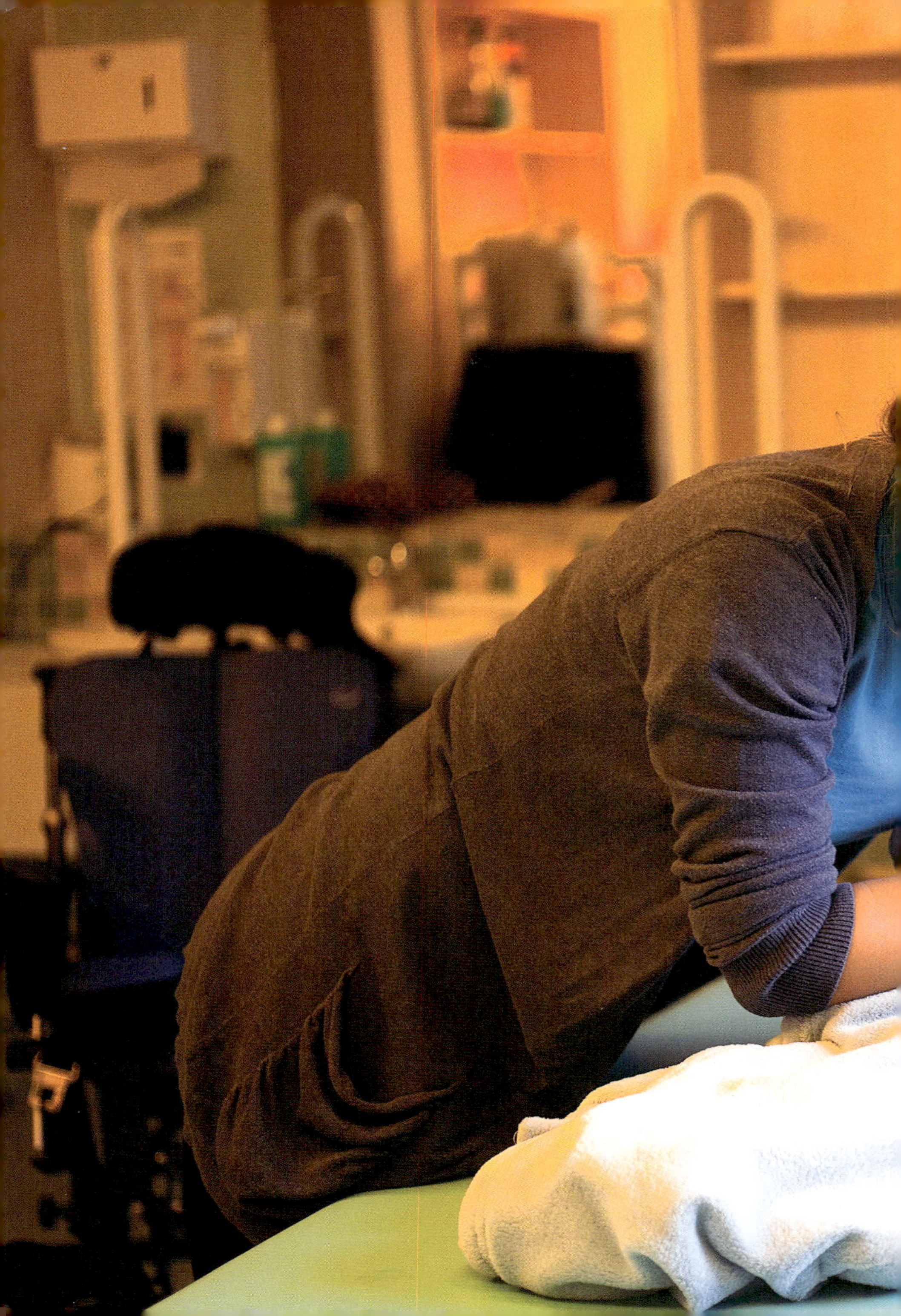

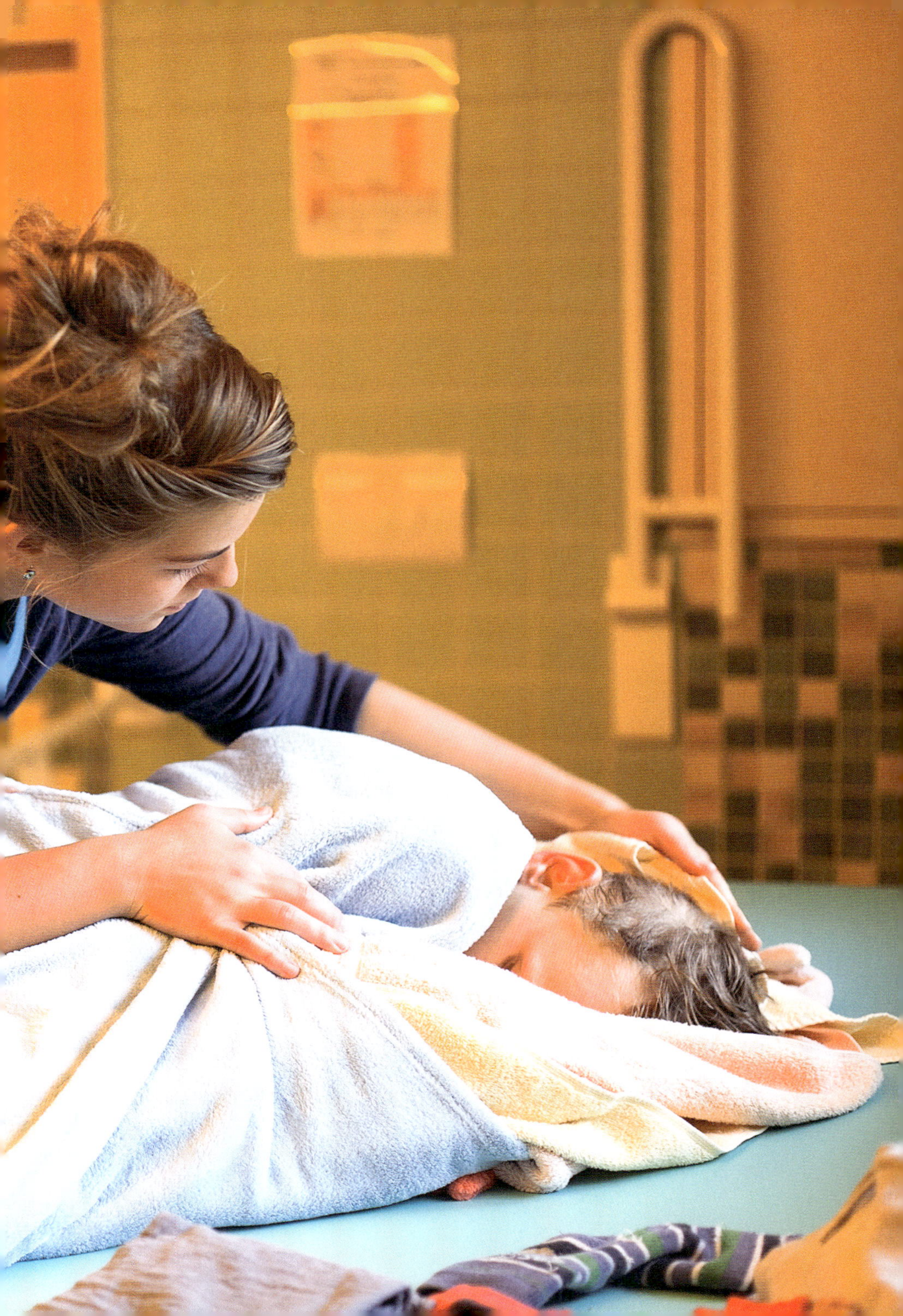

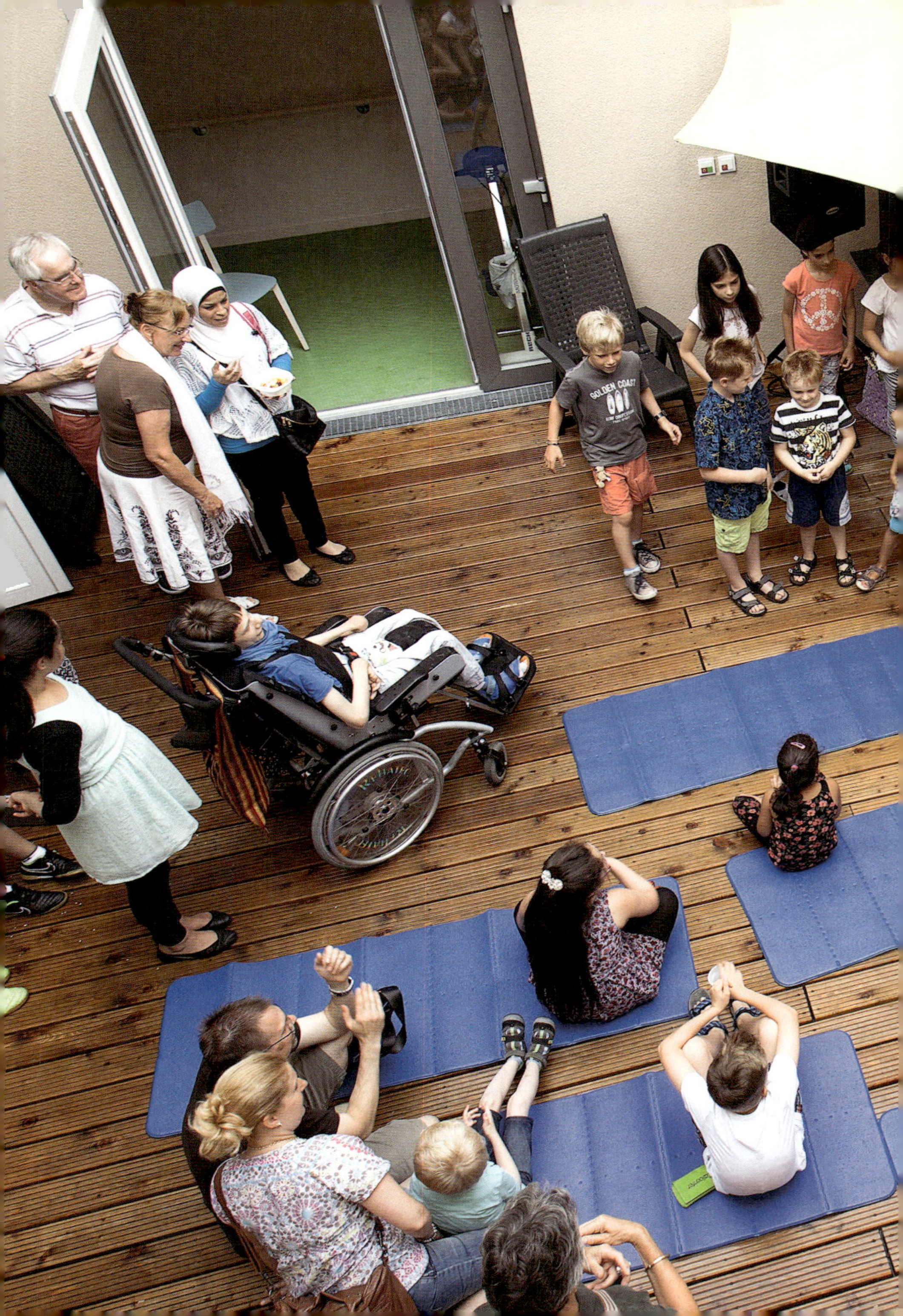
GOLDEN COAST

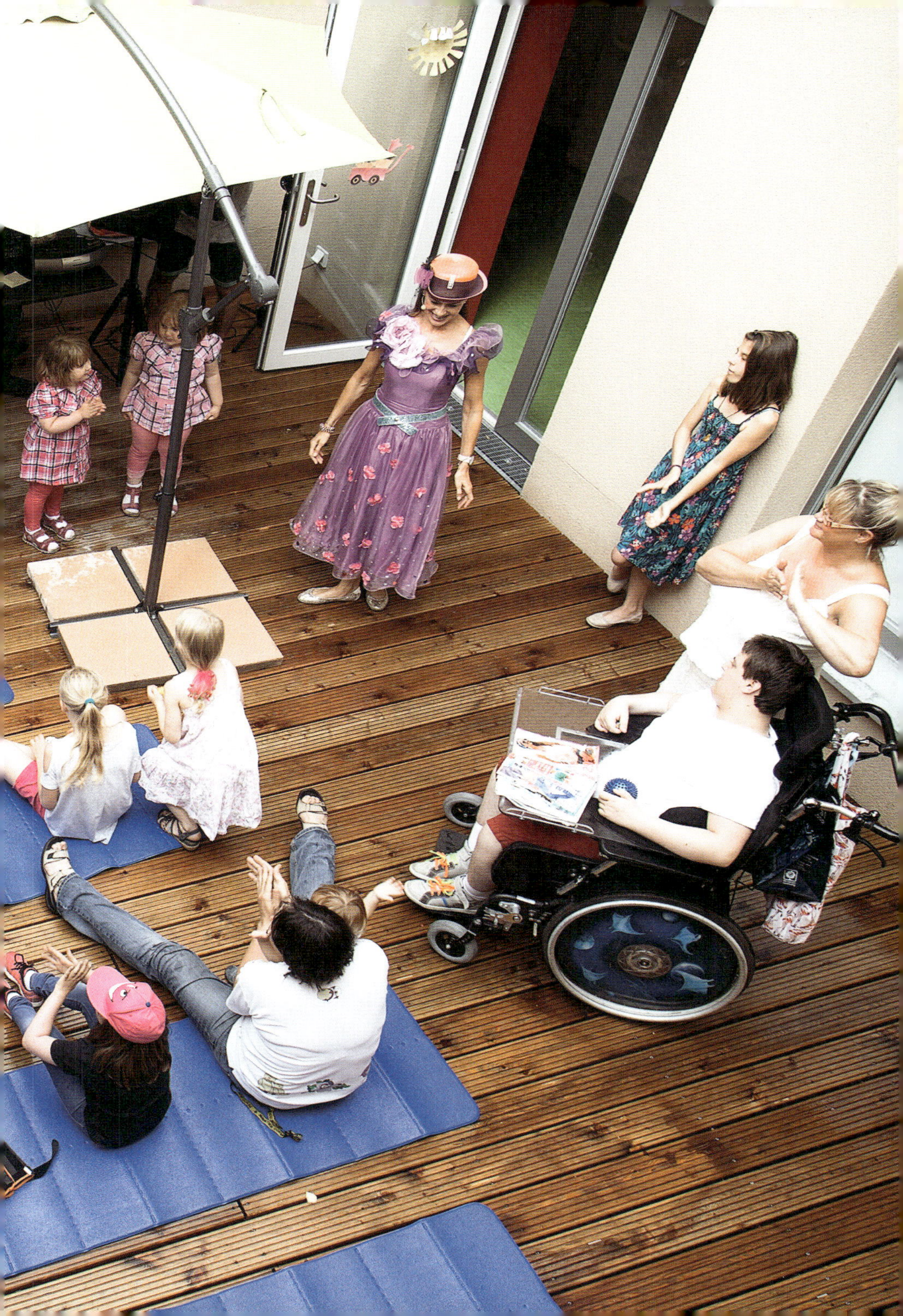

ADRESSEN

Kinderhospiz
BERLINER HERZ

Ambulantes Kinderhospiz
BERLINER HERZ

Kinderhospiz Berliner Herz
Lebuser Straße 15A
10243 Berlin

HVD
Humanistischer Verband
Deutschlands | Berlin-Brandenburg

Humanistischer Verband Berlin-Brandenburg
Wallstr. 61-65
10179 Berlin